食べ物がからだを変える！人生を変える!!

食養語録改訂版

若杉友子
wakasugi tomoko

五月書房新社

食養語録　改訂版

食べ物がからだを変える！
人生を変える!!

若杉友子 著

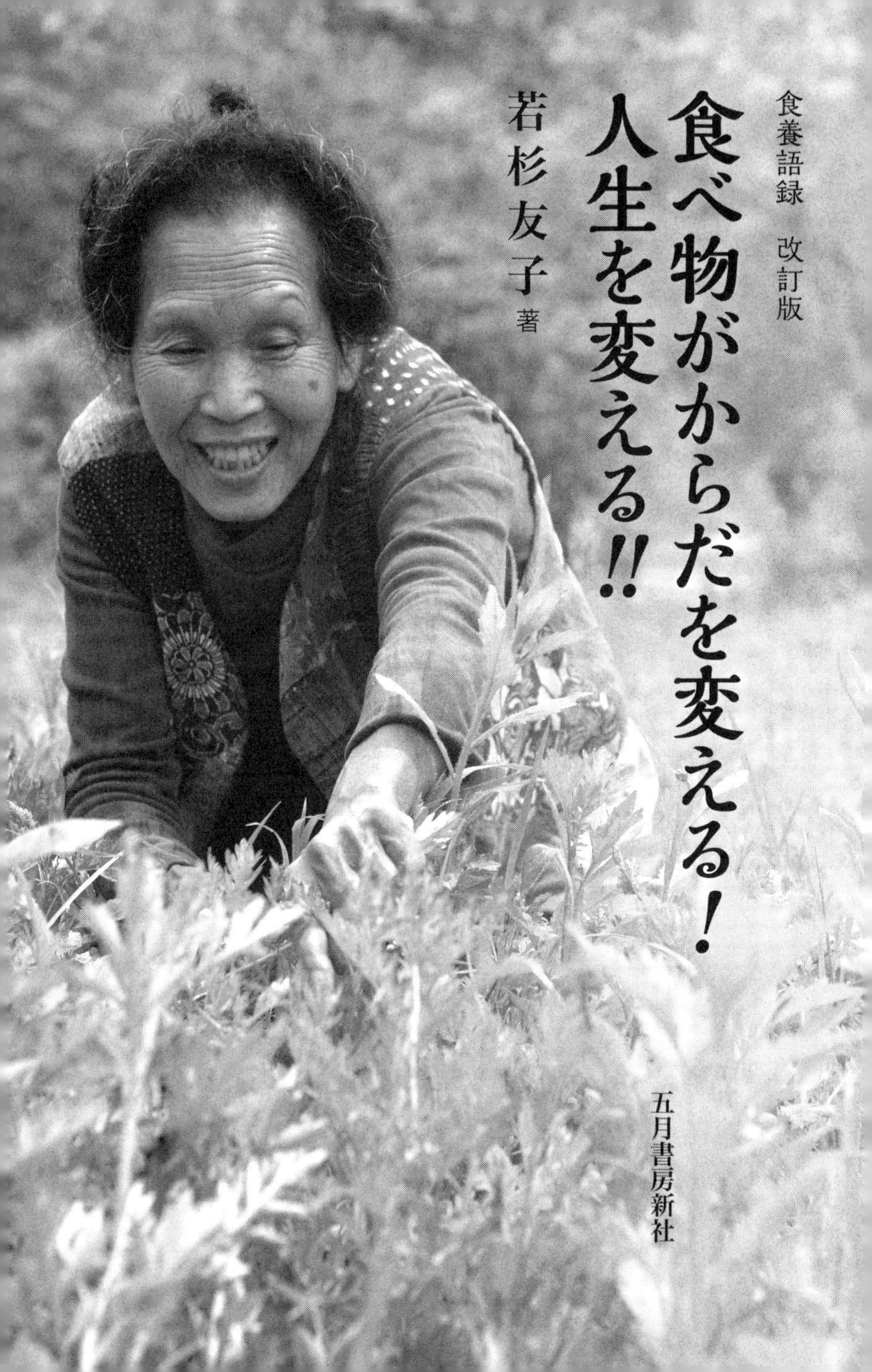

五月書房新社

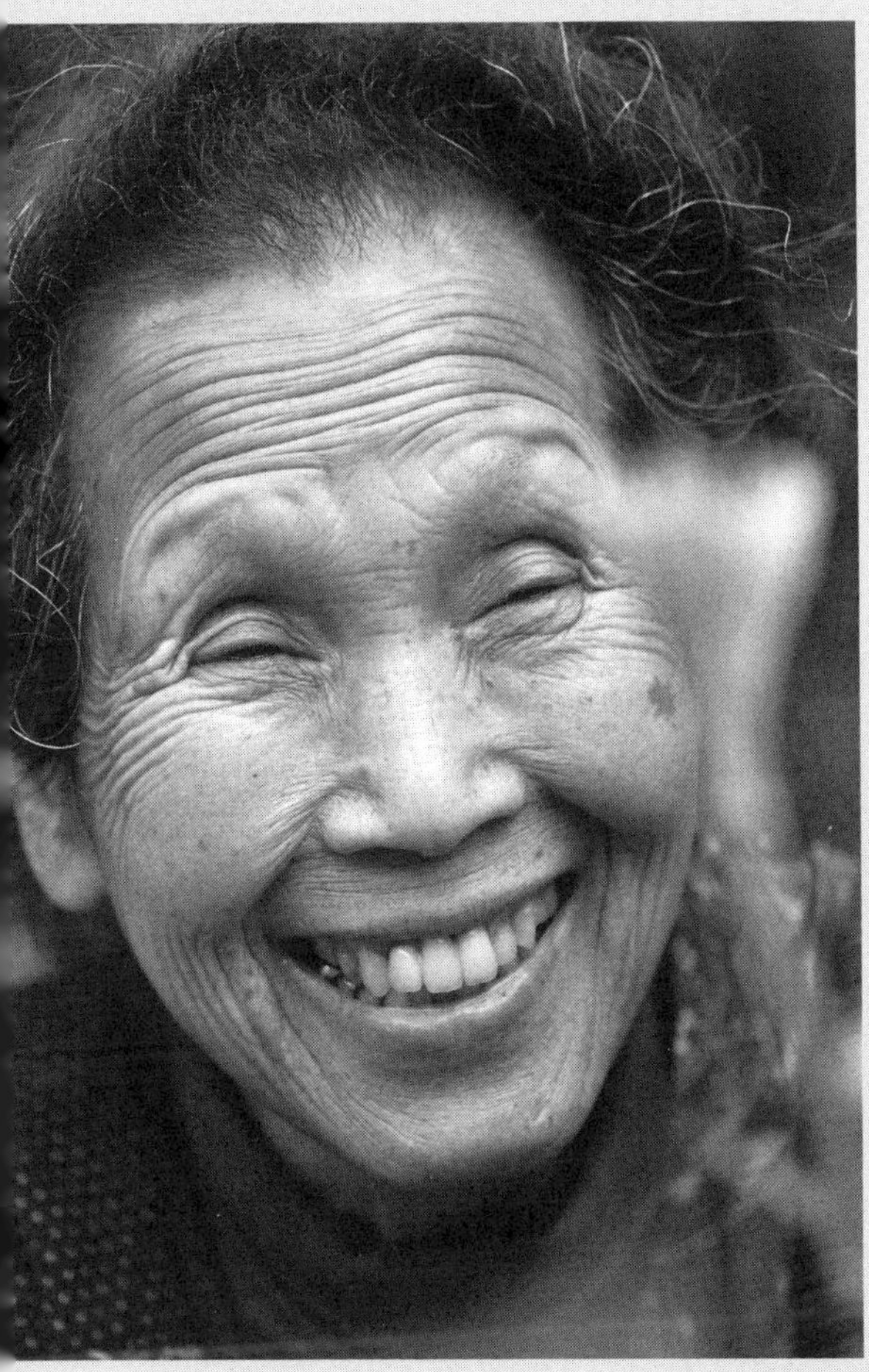

まえがき

〝食い改め〟で日本人の体と心を立て直そう

子供から老人まで、日本人の体と心がおかしくなっている。

子供のうちからアレルギーやアトピーに苦しみ、大人は花粉症や生活習慣病に悩んでいる。女性は貧血、冷え性、低体温、不妊症。いつからこんなにおかしくなってしまったんやろ。断言するけど、昔はこんな人は滅多にいなかったんよ。

日本人の体格を欧米人並みの体格にしようとして導入した「カロリー栄養学」で、たしかに背だけはヒョロヒョロっと伸びたけれども、ガン、心臓病、糖尿病など病気まで欧米人並みになってしまった。

健全な精神は健全な肉体に宿るというけど、こんなおかしな体にまともな精神が宿るはずがない。親殺し、子殺しなんていう事件が昨今珍しくもなくなったのは、精神の土台となる体が根本からおかしくなっている証拠や。

人の体だけやない。日本の〝国土〟全体もおかしくなっている。

さっぱりコントロールできない放射能汚染水が問題になってるけど、原発ばかりやのうて、毎日浴びたり吸ったり食べたりしている農薬や電磁波、環境ホルモン、添加物や合成洗剤など、危険は相変わらずいっぱい。

サギやペテン、イカサマ、不正もいたるところに溢れている。

その代表がF1種。種を実らせて子孫を残す在来種の野菜を駆逐して、わざわざ種をつけないよう品種改「良」されたF1種を外国から輸入しているんやから、開いた口が塞がらん。

今の日本は、その昔、親鸞《しんらん》上人（一一七三年～一二六二年）が「よろずのことみなもて　そらごと　たわごと　誠あることなし」と喝破したような嘘八百のイカサマの世界、魑魅魍魎《ちみもうりょう》がはびこる阿鼻叫喚《あびきょうかん》の世界になってしまった。

その一番の原因は、食べ物。昔とちがって今は、天然自然の本当の本物がなくなっている。

食べ物が悪くなると人間が悪くなり、人間が悪くなると世の中が悪くなり、世の中が悪くなると天候まで狂う。バクダン低気圧、ゲリラ豪雨、竜巻、巨大地震――。

この世は私たちの写し鏡なんです。この世が魑魅魍魎、阿鼻叫喚の世界になっているとしたら、その原因の大本は私たち自身にあり、私たちが日頃口にしている食べ物にある。お釈迦さまも「人はその食べたところのものである」

とおっしゃってるじゃありませんか。

こんな世の中だからこそ、〝食養〟という考え方・実践が大事。ばあちゃんはそれを、マクロビオティックの創始者として知られる桜沢如一《ゆきかず》（一八九三年～一九六六年）の著作から学んだ。

桜沢先生（ここでは敬称で呼ばせてもらいます）が世界の人たちに提唱した食養の極意は、まとめるとこんなこと。

一、人間も動物も生命の基は植物のもつミネラル元素、ナトリウムとカリウムであること。

一、私たちの体は体内に摂取した栄養素を合成して血や細胞をつくる能力をもっているから、体のタンパク質もカルシウムも脂肪もつくるために動物性タンパクを食べる必要はなく、人間は米、野菜、海藻、塩、水で十分だということ。

一、病気の体を治すには、薬を飲むのではなく、古代ギリシャの医師ヒポクラテス（紀元前四六〇年頃～前三七〇年頃）も教えているように、食べ物自体を薬と考えて、体に良い食べ物を摂ること。

一、資源やエネルギーのなかった私たち日本人の先祖は、大地の植物性で衣食住のすべてをつくり出し、文化・伝統・歴史を築いてきた。その土地で採れるもの、旬のもの、生命あるものを糧《かて》に肉体や精神をつくり、貧しくとも助け合い奉仕し合う〝共生〟という生き方を、昔の日本人が当たり前のようにやっていたこと。

そしてその桜沢先生の食養理論の基本になっているのが、古代から伝わる〝陰陽〟の原理。

陰と陽は、裏と表、マイナスとプラス。プラスとプラスははじき合う。マイナスとマイナスは反応がない。けれど、プラスとマイナスは引き合って電気がつく。そのように陰性と陽性、天の氣と地の氣は、引き合って万物を産み育て、男と女は交わって子を産み育てる。この世は二つの陰の氣と陽の氣が引き合って、循環している。実に簡単で明快で面白いお話でしょう。

宇宙の陰陽、體《からだ》の陰陽、食べ物の陰陽、病気の陰陽は、理解ができてくると、実践をしたくなる。実践を続けていると、血が変わり、心が変わり、人生が変わり、運命が変わって、良くなる。

こうした食養の教えに触れたとき、ばあちゃんは「私が求めていたものはこれだ！」と思ったね。その時には桜沢先生はもうお亡くなりになっていたけど、先生の伴侶であり、よき理解者であり、マクロビオティックの推進者だった桜沢里真《リマ》さんから教えを受けることができた。

桜沢先生が播《ま》いたマクロビオティックの種は、当初は日本で受け入れられず、かえって世界中に普及した。特にニューヨークの著名人たちの間に広がって、たくさんのスターたちがマクロビオティックを実践した。

そこへきて、今、和食がモテモテの大ブーム。ユネスコ（国連教育科学文化機関）の世界無形文化遺産に登録されるほどや。

なのに本家本元の日本では、和食離れが進んでいる。だから今の日本人は、尊い和食を遺《のこ》してくれた御先祖様にたいして、じつに申し訳ないことをしているわけなのです。

桜沢先生が偉大だったのは、日本の先祖がやっていた食生活を再評価して、それを〝食養〟という考え方で捉え返したところ。だから、自分が始めたマクロビオティックという思想・活動を、自分が発明したまったく新しいものだと言わなかった。むしろ、自分のやっていることは、昔の日本人が普通にやっていたことを発見し、発掘し、発展させただけだ、と語った。

そしてそのとおり、マクロビオティックという活動が普及する以前から、食養的な考え方を追求した日本人の先達が何人もいた。

桜沢先生の師である食養の元祖石塚左玄《さげん》（一八五一年〜一九〇九年）。「正食」という考え方を訴えた大本の出口なお（一八三七年〜一九一八年）とその娘婿の出口王仁三郎《おにさぶろう》（一八七一年〜一九四八年）。

米が日本人にとっていかに大切なものであるかを説いた、江戸時代の八戸の思想家・安藤昌益《しょうえき》（一七〇三年〜六二年）。

さらにさかのぼって、禅宗の僧侶・道元（一二〇〇年〜五三年）。

また、万葉の時代から食にかんする知恵や教えを「ことわざ」にして子孫に遺し続けてきた名もなき庶民たち。

こうした先人たちの遺してくれた言葉から、ばあちゃんは多くのことを教わった。

そして、ばあちゃんが教わったのは、そうした先人たちからばかりやない。私のやっていることを理解し協力してくれた多くの仲間たち、さらに、野菜や野草たちも、ばあちゃんにとっては偉大な先生。野菜の声に耳を傾けること、野草の生命力に直《じか》にふれること。そこから教えられることは無尽蔵や。ばあちゃんは今でも多くのことを、野っ原のヨモギや川べりのマコモから教わっている（今回の本では、野草の中でも特にヨモギとマコモに焦点を当てて深く紹介している）。いくら感謝しても感謝しきれない。

だからこの本では、ばあちゃんが桜沢如一先生を初めとする偉大な先人たちや野菜・野草から教わってきたことを、できるかぎり率直に、時にはばあちゃんなりの言葉に置き換えて、今の人たちに伝えようと思う。

またこの本では、日本人の先人たちの知恵が詰まった食養のレシピのうち、最も基本的なもののいくつかを「ばあちゃんがいま日本人に伝えたいレシピ」として載せることにした。

またレシピの中には、料理だけではなくて、病気やケガをしたときの手当て法もいくつか載せている。食と医を同じに考える日本の伝統的な健康観から考えれば、それは当然のことなんよ。

今の壊れかけた日本人の体と心を、日本の国土を〝立て替え立て直し〟するためには、わたしたち日本人一人ひとりが口と心の〝食い改め〟をするよりほかないんやから。
「為《な》せば成《な》る　為さねば成らぬ　何事も　成らぬは人の　為さぬなりける」なんです。

二〇一七年九月

若杉友子

※本書は、旧・五月書房版の『若杉ばあちゃん 食養語録』を改訂したものです。

装幀・エディトリアルデザイン——山田英春
イラスト——安部賢司
写真——カワセノリコ・宇井眞紀子

食べ物がからだを変える！
人生を変える!!

食養語録 改訂版

目次

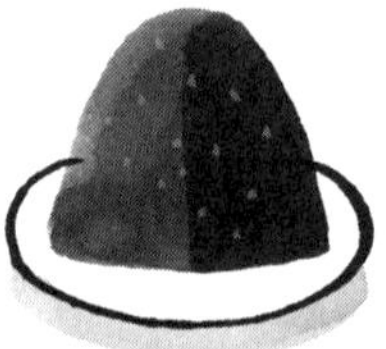

第二章　野草と野菜たちから教わったこと――67

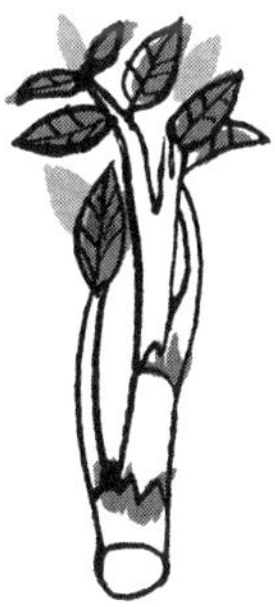

ばあちゃんがいま日本人に伝えたいレシピ

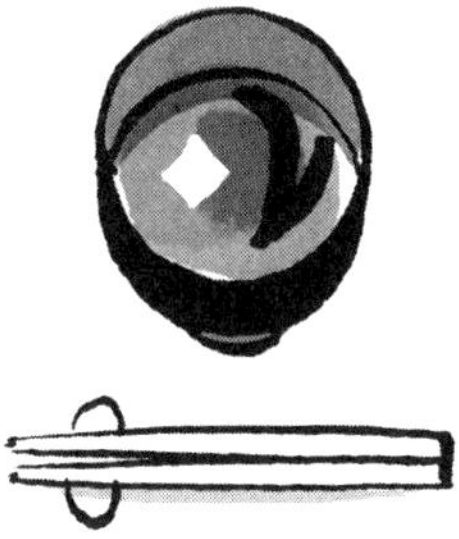

ばあちゃんがいま日本人に伝えたいレシピ

第一章

米・味噌・醤油・梅干しから教わったこと

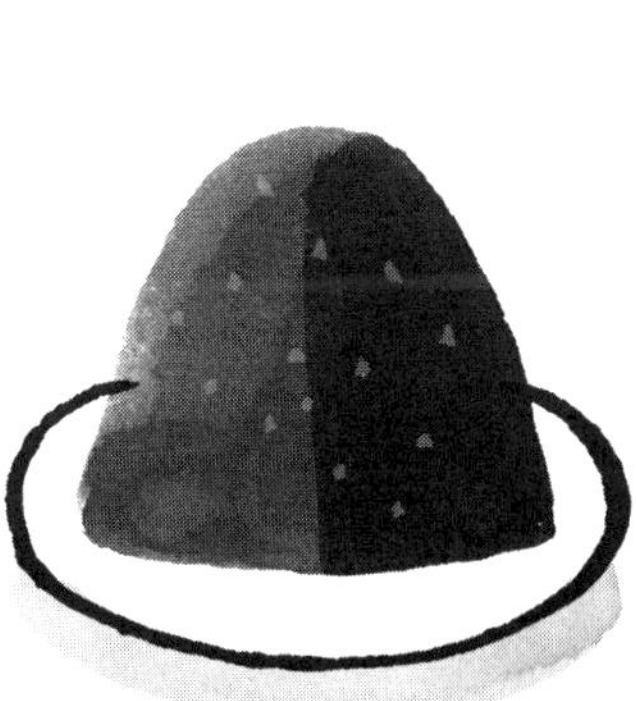

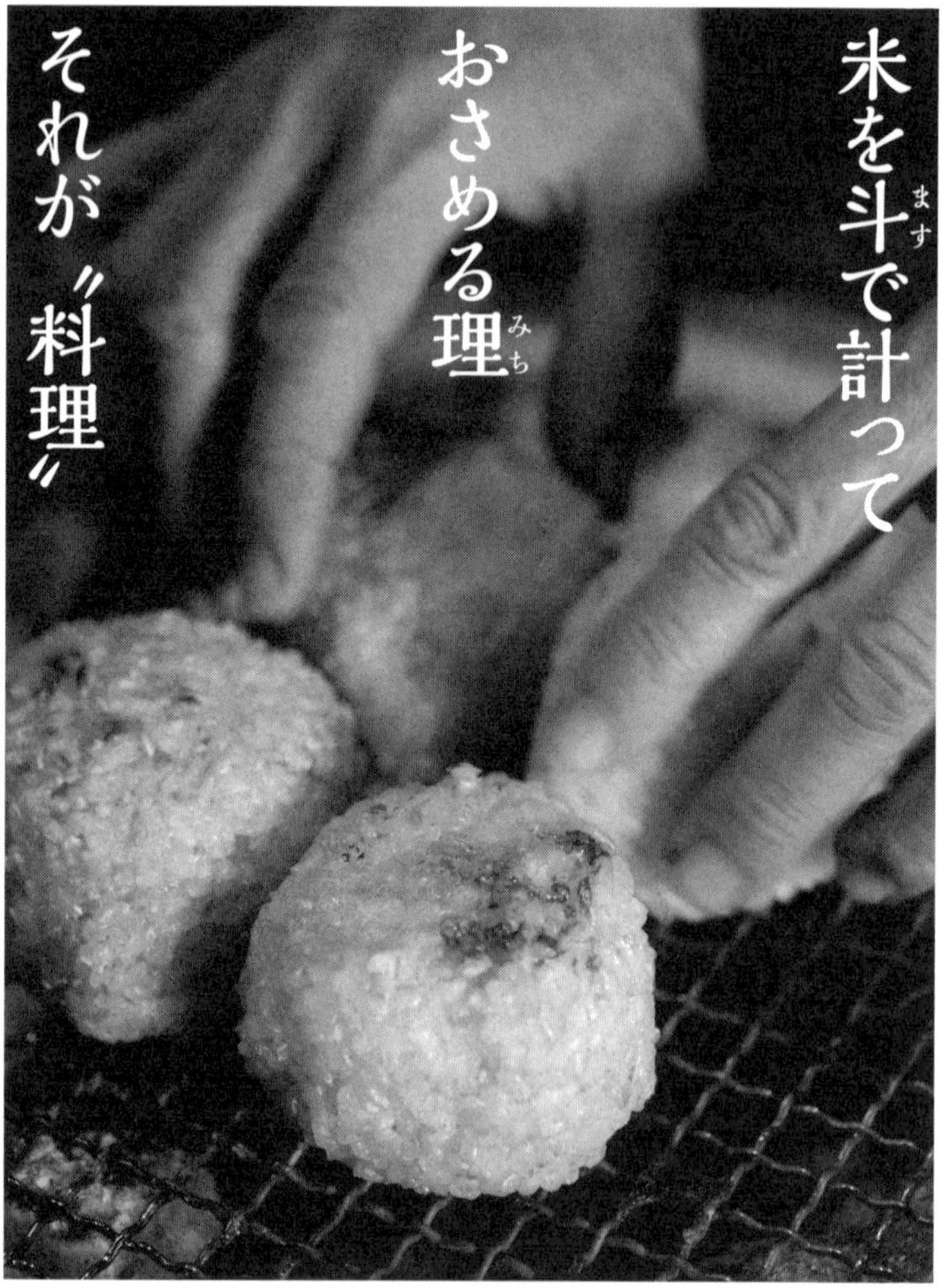
米を斗《ます》で計って
おさめる理《みち》
それが〝料理〟

「料理」という漢字は、「米を斗《ます》で計って、おさめる理《みち》」と書く。なんとも意味深いじゃないの。料理とはすなわち米が主食にありと言うんだから、この国はすごいんよ。

考えてみたら、じつに多種多様のごはんがあるよねえ。加薬ごはん、まぜごはん、雑穀ごはん、小豆ごはん、山菜おこわ、炊込みごはん、栗ごはん、松茸ごはん、タケノコめし、牡蠣《かき》ごはん、鯛めし、握り寿し、巻き寿し、ちらし寿し、押し寿し、いなり寿し……これ全部、米料理。

日本料理、伝統料理、精進料理、懐石料理、田舎料理、節句料理……日本に昔から伝わるどんな料理も、米を食べる道を教えている。日本の料理法はすべて「どうしたら米のめしをより美味しく食べられるか」ということから考え出された、と言っても過言じゃないと思う。

それら以外の米料理で忘れちゃならないのが、おじやにおかゆ。

昔の人は病人が出ると雪平鍋に米と水を入れ、塩を入れてコトコト炊いて、梅干しだけで食べさせていた。桜沢如一も、病人には七号食（十日間、おかずなしの玄米食だけで過ごす食事療法）で、米で血や細胞体を立て直すことを教えている。実にみごとに、あっぱれだ。

ばあちゃんに言わせると、病気になるのは食べた物が悪いから。それを食べたのは自分であり、しかも食べ過ぎたから病気になった。悪いのは自分。自業自得、自己責任。食い改めるしか道はない……。

と、突き放してばかりも薄情やから、体を立て直すきっかけとして、「番茶がゆ」のレシピを教えとこうか。

なんだ、おかゆか、と馬鹿にしたもんじゃないよ。これだって立派な米料理なんだから。

ばあちゃんがいま日本人に伝えたいレシピ

1

番茶がゆ

【材料】

番茶　米　塩

【作り方】

❶米を洗う。

❷番茶を煮出して土鍋にそそぎ、米と塩を入れて、1時間ほどことこと弱火で炊く。

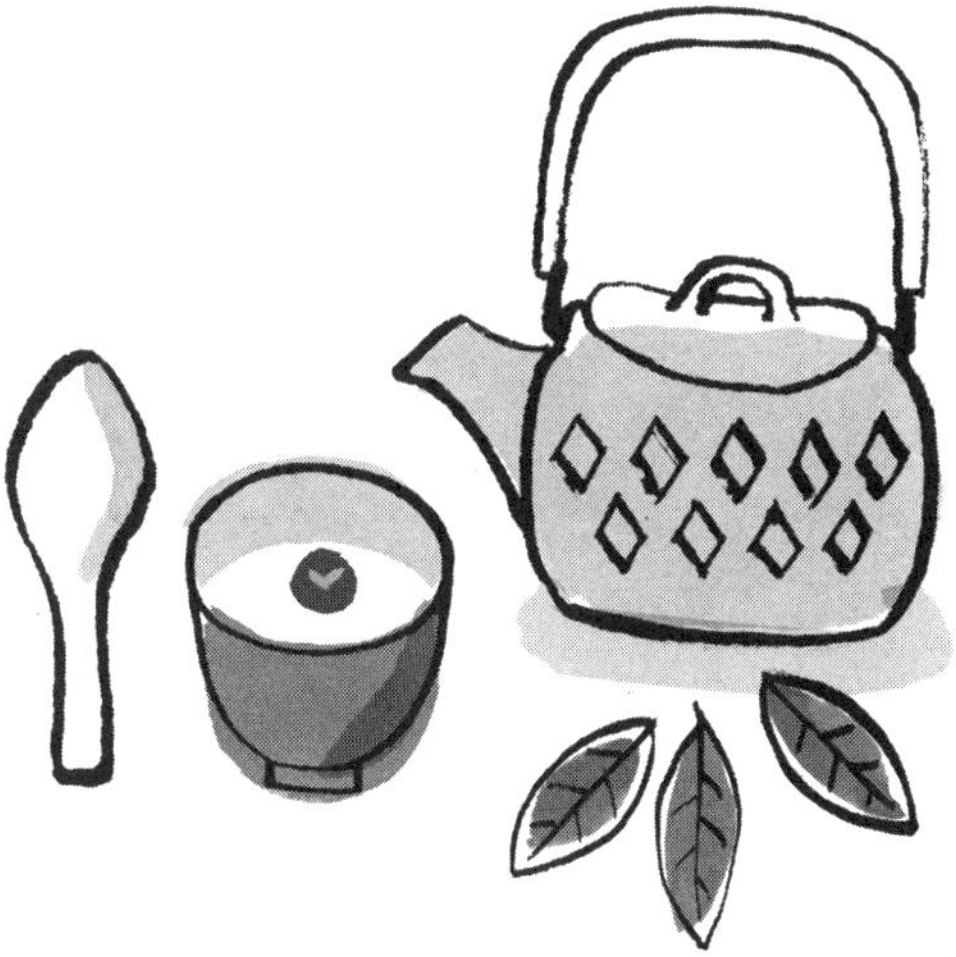

貧血で手足が冷たいとき、梅干しをのせて食べると、番茶の渋味と梅干しの効用で体が温まる。

日本人の元氣の源のコメはヒコ（陽性）とヒメ（陰性）でできている

日本は瑞穂《みずほ》の国。米で命を受け継いできた国。米は日本人にとっては単に食糧として大切だということを超えて、日本人の精神、大和魂を育んできたありがたいものなんや。

ごはんを食べるとき「いただきます」と手を合わせるやろ。世界でもきわめて珍しい風習なんやってね。あの「いただきます」は何を「いただく」と言っているのか……。

米というのは、「一粒の米にも三体の神が宿る」と言われるほど尊いもの。その三体の神さまとは、タカムスビの神さん（遠心、陰）とカミムスビの神さん（求心、陽）の陰陽をつかさどる二柱《ふたはしら》の神さん、それに宇宙の秩序全体を表す天之御中主《あめのみなかぬしのみこと》の神さん（宇宙）の三体。お米一粒一粒にこの三体の神さんが宿っておられるから、日本人は食事のたびに「三体の神さん、あなた方のありがたい命を、いただきます」と感謝するんや。こんな大切なことすら、今の日本人はすっかり忘れてしまった。

もうひとつ、なぜ米は「コメ」と呼ばれているのかということも、日本人は忘れてる。

「コメ」という言葉には、「ヒコ」と「ヒメ」という二つの神言葉が込められている。「ヒコ」すなわち「彦」の「コ」はデンプン部分のことを意味し、男性・陽性を表している。「ヒメ」はもちろん「姫」で、「メ」は芽の部分のことで、女性・陰性を表現している。大地に深く根をおろす陽性の「コ」と、上空に向かって伸びて花や実や種をつける陰性の「メ」。この陰陽の二つのはたらきが合わさって「コメ」ができるというわけ。米というのはなんと深遠で意味深い食べ物なんやろか、と思わずにはおれんね。

これほどの食べ物だから、昔の人は子供たちに「お米を粗末にしたら、目がつぶれる」と繰り返し教えてきたんや。

江戸時代の八戸の医者で思想家の安藤昌益《しょうえき》の言葉にもこんなのがある。

「米なければ人なし、人なければ米なし、人をつくる親は米なり」

米がすべての基本、日本人の心と体を支える原点は米にある、すべては米に込め（米）られている、というわけや。さすが米どころ東北の人やわ。

今、減反で日本の米農家が最大の危機を迎えている。田んぼはどんどん休耕田に、農村はどんどん限界集落に、その一方で、日本人の食卓は外国産の小麦と肉ばっかりになっている。日本人が食べる物を日本人がつくらんでどうするの。

安藤昌益が今から二百五十年以上も前にこう警告している。

「自分の食べるものを耕さずして食べる奴は、天下の大盗賊である」

日本人全員が盗賊になって、しまいには日本に食べ物がなくなったとき、日本人は絶滅するしかない。

今、日本人は迷っている。この「迷う」という字を見てごらんなさいな。

「米」を辶《しんにゅう》へんではらって道を見失ってしまっているから「迷う」んや。

食べ物は人間の元気の源。この元気の「気」という字は、もともとは「氣」と書いた。真ん中に「米」が入っていたわけや。

それが今は「×《ペケ》」にされとる。本来は、米だったものが、その米が農薬や除草剤ですっかり力を失ってしまったせいか、×に変えられてしまった。これじゃ元気も出ないはずやで。

日本人が昔のようにエネルギーを取り戻し、もう一度しっかり米の尊さを見直さないといかん、とばあちゃんはつらつら思う。

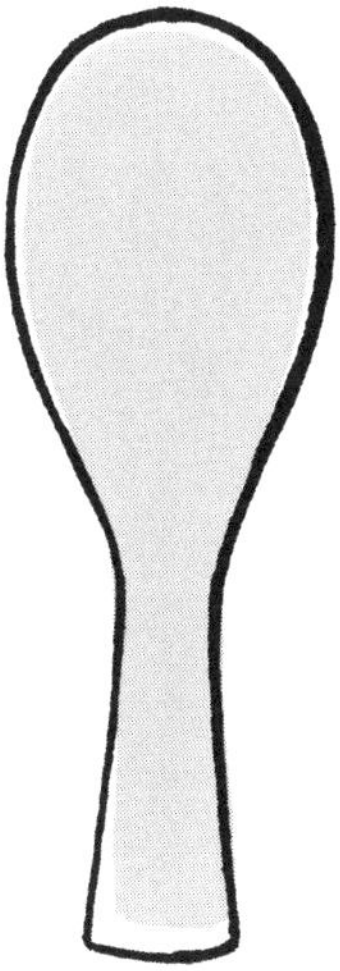

大豆はその性寒なり
おいしくて恐ろしい
極陰性食材

生活習慣病が世の中に蔓延《まんえん》し、二人に一人がガンになっているこのご時勢。そこに登場したのが、大豆信仰。納豆、豆乳は昨今、健康食品の代名詞のようになっている。

しかし陰陽に照らしてみると、大豆そのものは極陰性。陽性のナトリウムが1に対して陰性のカリウムが560もあるから、猛烈に体を冷やす。たしかに大豆はおいしいけれど、食べる際は注意が必要。

だから、大豆からつくる豆腐で、発熱した子供の頭に湿布（豆腐湿布）をして熱を取っていたわけ。昔の文献に「大豆はその性　寒なり」と書かれている。それくらい体を冷やす食べ物なんよ。いわゆる窒素が多いので要注意。

大豆のおいしさと恐ろしさを知っていた昔の人は、豆腐・油揚げ・おからを野菜と炊き合わせて食べていた。夏は冷奴で体を冷やし、冬は土鍋で湯豆腐で暖まる。大豆の極陰性をよく知ったうえで、季節に合わせた食べ方を昔の人はしていた。

なのに今はこれがさっぱりわからん人たちばっかり。納豆・豆乳・大豆ハンバーグを一年中食べて、あげくの果てに脱腸、腰痛、ヘルニア、イボ痔、不妊になっている。「大豆は怖いぞ。食べるなら気をつけろ」と二十年以上ばあちゃんは叫んできたけど、今は大豆の害が出て冷えきっている冷血人間があふれてるわ。

この極陰性の大豆を原料としながら、最終的に陽性に大転換させた食べ物が、味噌。大豆のタンパクがアミノ酸に分解され、味噌になる。ナトリウムとカリウムの比率が1対560で圧倒的に陰性だった大豆が、味噌になると約10対1にまで陽性に逆転している。味噌は日本人の最高の叡智《えいち》だよ。三年も経った味噌こそ、もはや食薬や。江戸時代のことわざで「医者に金を払うよりも味噌屋に払え」と言ったのは、正解。

現代人の血管はコレステロールでギトギト、砂糖でボロボロ。高血圧と動脈硬化がいつ起きてもおかしくない。そんな血管も、昔の人が古い味噌でキセルの大掃除をしたように、味噌のレシチンが血管の大掃除してくれる。だから、どうぞ毎日しっかりいい味噌汁を飲んでちょうだい。

健康食品とされる大豆でアレルギーを引き起こすことがあることも、あまり知られていない。

大豆の35%はタンパク質。そのため「畑の肉」と言われるほど。タンパク質は通常、体内でアミノ酸に分解されて消化吸収されていくんやけど、大豆の豊富すぎるタンパク質は、ときどき分解しきれずに未分解のタンパク質として残ることがある。

人間の体の大部分はタンパク質でできていて、自分の体には元からタンパク質があるわけやけど、その元からの「体蛋白」が、大豆由来の未分解のタンパク質を「異種蛋白」として認識して拒絶反応を起こす。

これが、タンパク質の摂りすぎによって起こるアレルギー症状、タンパク拒絶症というやつや。

納豆なんかも要注意。納豆をつくるときには人工の納豆菌「ナットウキナーゼ」を使うわけやけど、これがまた極陰性なんやから。

マスコミじゃあ「納豆には血液中の血栓を溶かす溶解酵素がある」として納豆を持ち上げているけど、食養の立場からすると、タンパク質はたとえ植物性といえども窒素というガス体を持っているので、体の細胞や組織を弛緩・肥大・膨脹させる陰性の力があるんやから、血栓を溶かして血管を広げることぐらいは当然のこと。でも、それを期待して納豆を毎日食べて、結果的に体を冷やし、健康になるどころか、貧血症、痔、脱腸、子宮脱、ヘルニア、アレルギーといった病気にかかってしまう人がぞろぞろいる。

しかも、昔の藁づと納豆ならいざ知らず、現代のハイブリッドの大豆はバイオテクノロジーで生産されているので、仮に無農薬でつくられたものといえども安心ではない。いや、はっきり言って、体調が悪かったら納豆は食べないほうがいいんや。

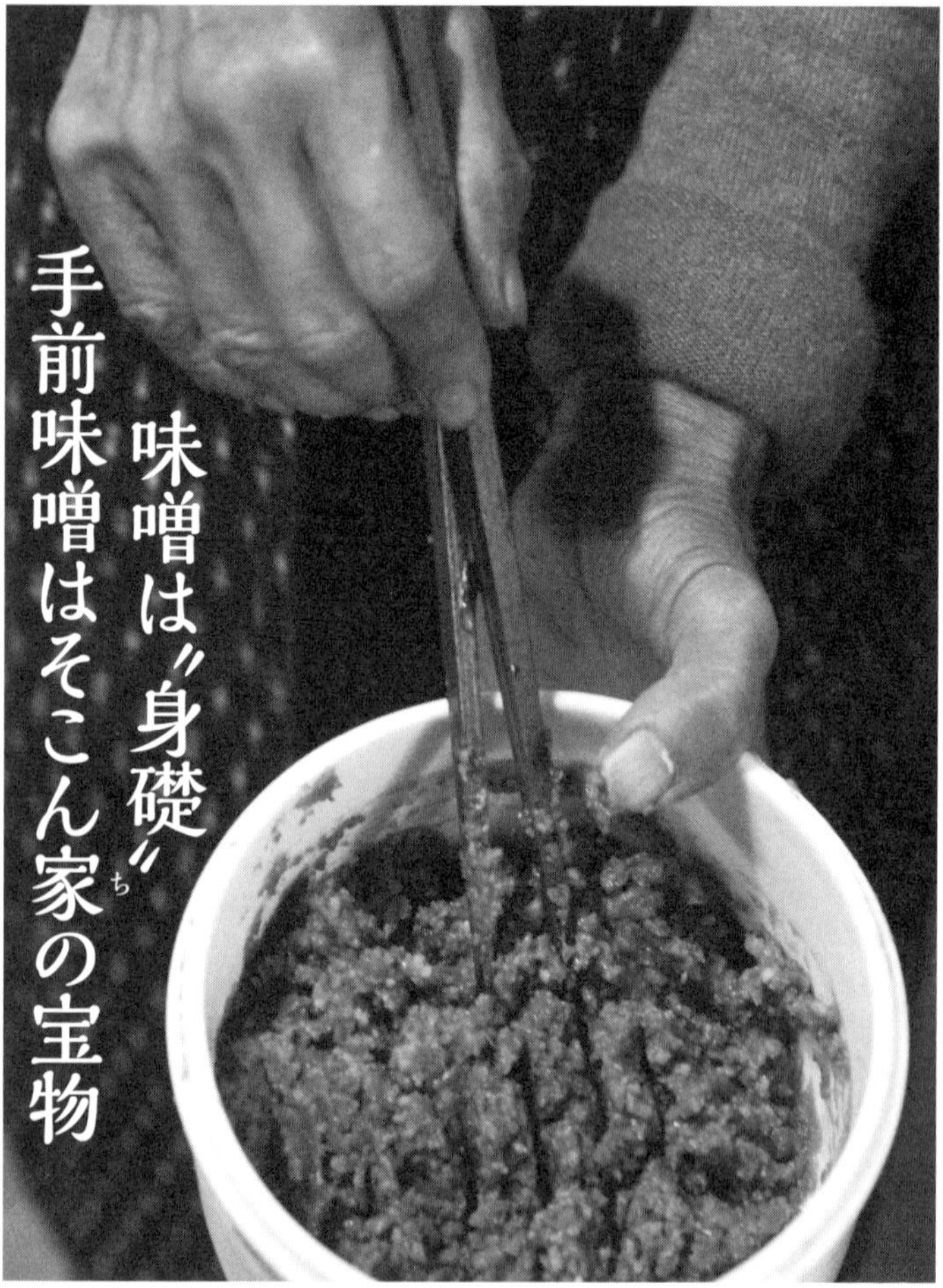

味噌は〝身礎〟
手前味噌はそこん家《ち》の宝物

味噌は日本人にとって、米の次にたいせつな調味料。日本人の体を養う礎。身体の基礎をきずく食べ物だから、味噌＝「身礎」というわけなんよ。

それほど大切なものだからこそ、昔の味噌づくりは、竈《かま》をきれいにして塩を盛って清め、祝詞《のりと》をあげて、豆を炊いたもんやった。「お袋の味」の代表的なものは、「手前味噌」やしね。

味噌は産地によって種類がさまざま。食養的にいうと、白味噌はかなり陰性で、肉食の人に好まれる。麦味噌も陽性な夏にはおいしい。米味噌、玄米味噌はそれより陽性といった具合で、味噌にも陰陽がある。

なかでも豆味噌（八丁味噌）はかなり陽性の味噌。だから陰性体質の人は、食薬として食べると元気が出るよ。なにせ豆味噌は、夏の発酵が盛んな時期には、豆味噌の中の豆が膨脹して、ピラミッド状に積み上げられた4トンの重石が持ち上がるほどなんやから。それほどの生命力を閉じ込めた発酵食品を食べるんやから、元気が出んはずがない。

夜の生活の弱いダンナさんに腕をふるって二人でしっかり豆味噌料理を食べていると、精力剤なんかに頼らなくても、こっちのほうが効果抜群で夫婦の夜の性生活も良くなるから、まずは台所で料理の腕をあげることが先決。

豆味噌には精力増進作用のあるアルギニンが豊富で、豆味噌を好んで食べたあの徳川家康は、なんと十六人もの子供をもうけている。昔の武将は、英雄色を好むといって元気だったのよ。

とにかく三年経った味噌は食べる薬であり、保存食でもあり、家の宝もの。大豆も塩も日本のものに限る。日本人は日本のモノと事の道に戻り働くこと。手前味噌をつくって食べて、虚弱な身体をぶっとばせ、立て直せと言いたいわけよ。

ばあちゃんがいま日本人に伝えたいレシピ

2

ばあちゃんの味噌玉

【材料】

八丁味噌　手前味噌　昆布の粉

【作り方】

❶八丁味噌と手前味噌、それに昆布の粉を混ぜ合わせ、大さじ１杯を手でコロコロにしっかり丸め、火で焼いて焦げめをつける。

❷熱湯で味噌玉を溶かして飲む。カットわかめやネギ、ふのりを入れるとなお良い。

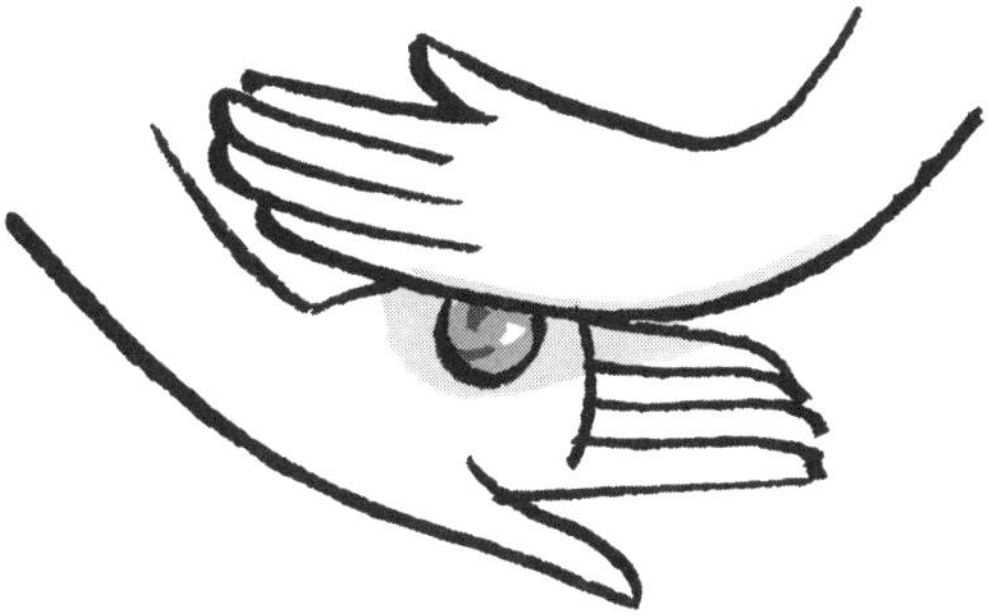

携帯用“味噌玉”も忙しいときは熱湯にネギときざみワカメですぐ完成。お試しあれ！ばあちゃんは、ネギもきざんで持ち歩くよ。

味噌汁は飲む点滴
日本が世界に誇る保存食

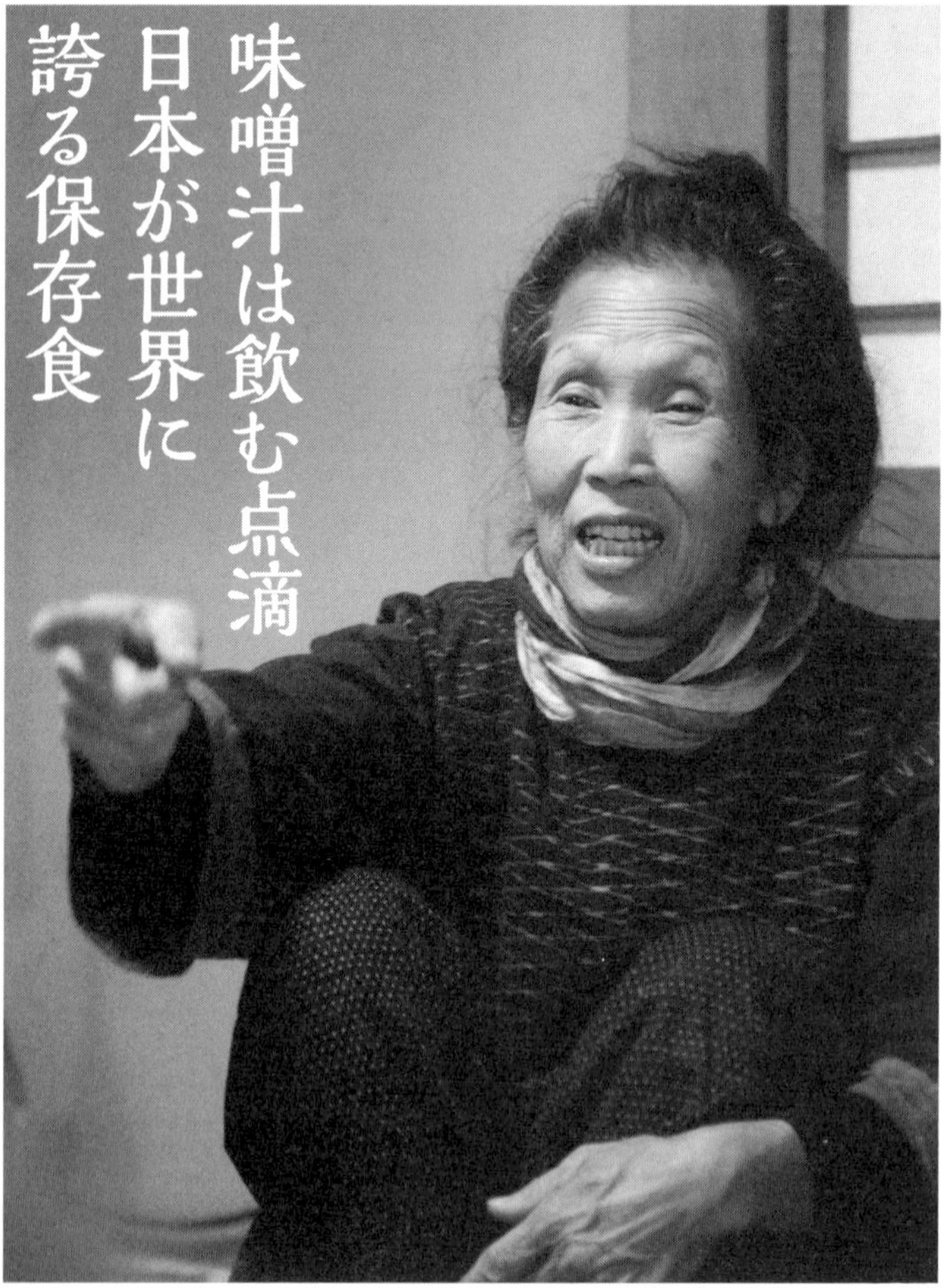

かつての日本の元気は、毎日の朝ご飯と味噌汁だった。「いただきます」と手を合わせて、ひと口、口に含む。すると、体と心が喜ぶのがわかる。あ〜日本人に生まれてきて良かったなぁとしみじみ思う瞬間でもあるよ。

私たち日本人が食事をするときは、まず味噌汁からいただく。陽性の塩気のナトリウムが最初に胃に流れ込むことによって、消化液や血液が胃に集まり、消化吸収を活発にする。

味噌の中に生きている酵母菌は、腸内の乳酸菌やバクテリアを繁殖させ、腸の動きを良くする。腐敗菌や有害物質を体の外へ運び出し追い出す毒消し・毒出しの役目をはたしてくれるんや。チェルノブイリの原発事故のとき、日本から大量の味噌を送った話は有名。

たびたび飢饉に見舞われた江戸時代の東北では、栄養補給源として味噌がとくに重宝されていた。米沢藩の九代目藩主で名君の誉れ高かった上杉鷹山《ようざん》(一七五一年〜一八二二年)が遺したことばに、こんなのがある。

「凶作に当りて、穀につぐ大事の物は、味噌と塩に候。味噌・塩なくしては穀の用をなさず」

味噌は、食薬としても完璧な栄養食かつ保存食であり、日本が世界に誇れる健康食品・万能調味料なんよ。味噌汁は「飲む点滴」なんや。そのことが世界に認められつつあるから嬉しいね。

そのうちに「お袋の味」ブームが起こるかも。そのうち手前味噌が日本を建て替え、世界を立て直すかもしれんので、畑を遊ばせてないで大豆をつくって味噌を仕込んでおきなさい。

味噌汁は「御実御汁食《おみおつけ》」とも言うように、季節の旬の具材を味噌仕立てでいただいて、みんな元気な体になってちょうだい。

ばあちゃんがいま日本人に伝えたいレシピ

3

けんちん汁

【材料】
大根　ゴボウ　人参　干しシイタケ　厚揚げ　ネギ

【作り方】
❶ゴマ油で、太めのささがきにしたゴボウから炒める。
❷次に大根を炒め、厚揚げをちぎって炒め、昆布だしを入れる。
❸干しシイタケをくだいて入れ、煮えたら味噌と醤油で味をととのえる。

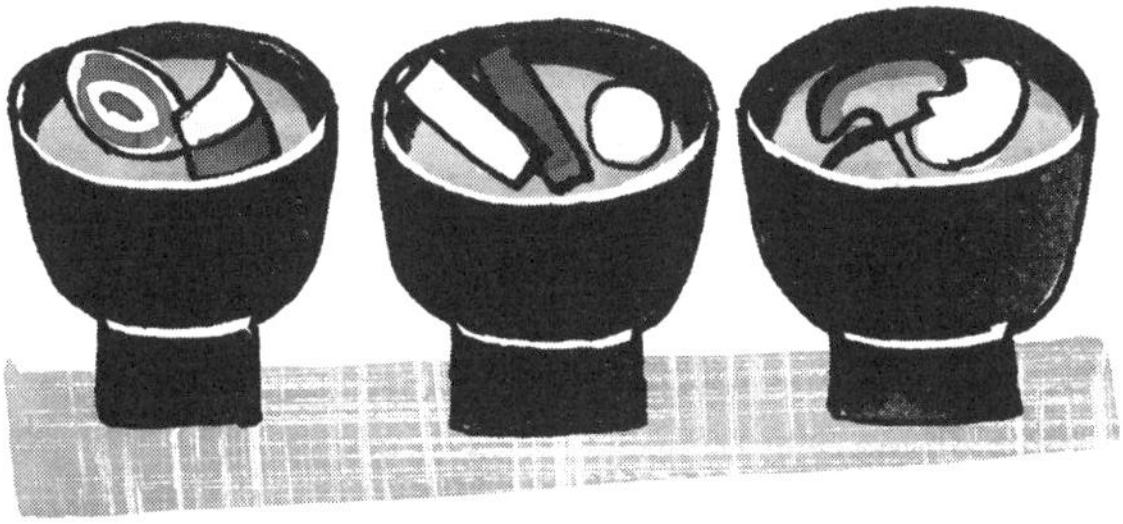

料理の材料は季節の旬のエネルギーだから、組み合わせは、その時々によって好みで組み合わせる。塩気の塩梅も、体調体質に応じて、効かせたり、控えて味つけをする。

瀬戸内の〝命ある〟醤油には桜沢の教えが息づいている

世界中で和食人気が高まっている背景には、醤油の普及がある。「ソイ・ソース」はもう世界の共通語。ちょっとした食品店なら、世界中どこに行っても手に入るまでになった。

とはいえ醤油をつくるのは、味噌と違って、個人の家庭ではなかなか難しい。複雑な発酵過程を制御しておいしい醤油をつくるには、熟練した技術と経験が必要や。となると、信用のおけるところから購入することになるわけやけど、これがまたそう簡単にはいかない。無農薬の国産大豆を使って、昔ながらの醸造法を守って醤油をつくっているところが、少ないからや。

ばあちゃんも「どこの醤油が信頼できますか？」と訊かれることがある。そんな時に紹介しているのが、広島県尾道市にある「株式会社純正食品マルシマ」の醤油。実はこの醤油——醤油づくりはお向かいの香川県の小豆島で行なっている——、マクロビオティックと深い縁がある。

純正食品マルシマを立ち上げた杢谷《もくたに》清さんは、小豆島にある丸島醤油の経営者一族杢谷家の長男として、昭和三年（一九二八年）に小豆島に生まれた。

瀬戸内海に浮かぶ小豆島は、江戸時代から醤油の醸造がさかんな土地だった。戦時中には三百軒ほども醤油屋があったらしい。そのうちの数軒が戦時中に合併して設立された醤油醸造業「丸島醤油」が、今日の小豆島の「丸島醤油株式会社」となり、またその広島県尾道営業所が今日の「株式会社純正食品マルシマ」となった。

父親の経営する丸島醤油に入社した杢谷さんは、醸造研究に没頭し、工場長になった。その後、広島県尾道にできた営業所で醤油の販売に従事するようになるのだけれども、三十五歳頃、激務がたたって胃潰瘍を患ってしまう。手術で胃を切除したが、それでも体調は良くならない。医者からも見放され、死を覚悟した。

そんな時、桜沢如一の本を知人から紹介された。一読して「これだ！」と思った李谷さんは、東京の目白にある桜沢のマンションに向かい、食事療法の教えを乞い願った。最初は断られたものの、持ち前の粘りで、如一・リマ夫妻からマクロビオティックの指導をしてもらえることになった。

桜沢の指導する食事療法は一カ月にわたった。それは厳しいもので、最初の一〜二週間は、食事は玄米とゴマ塩と番茶だけの「七号食」で、運動はおろか新聞すら読むのを禁じられ、何もせずにじっと体を休めるように指導された。しかしその後はその甲斐あって、おかずが一つ増えた「六号食」、さらにもう一つ多い「五号食」となるにつれ、見違えて体調が良くなっていき、最終的には完治した。

お世話になったお礼にと、李谷さんは桜沢夫妻を小豆島に招待した。丸島醤油の工場を見学した桜沢は、厳しい言葉を李谷さんに告げた。

「ここは醤油工場ではないね。大豆の油を絞った残りカスの脱脂大豆は、ほんとうの醤油の原料ではない。芽が出てくる命ある大豆を使うべきだ。すぐに止めなさい」

桜沢の一喝に目が覚めた李谷さんは、それまで醤油工場で採用していた、ボイラーの蒸気を吹き込んで塩酸でタンパク質を分解し、アミノ酸を促成的に取り出す方法を止めて、昔ながらの伝統的な醸造方法に戻した。また尾道では、全国的にも珍しい〝自然食品〟——当時まだそんな言葉すらなかった——を扱う店を始め、その後、店舗とともに〝自然食品〟という考え方そのものを日本全国に普及させていった。のちには小豆島醬油協同組合の理事長まで務め、さらには、故郷の小豆島に「桜沢記念館」まで建設したんや。リマ夫人から託された桜沢如一の遺品の数々が、記念館に展示されている。

その杢谷さんが桜沢からの教えとして今も大切にしている言葉、それが「命ある」という言葉。それを守って、「命ある大豆」で「純正食品マルシマ醬油」を造っている。

立派な醬油を造っている志のある製造会社は、多くはないけど他にもあるから、国内産の有機大豆・小麦使用の天然醸造・長期熟成の醬油に切り替えると、「食薬」となって体質改善が可能になるよ。

＊純正食品マルシマの醬油のお求めは、
フリーダイヤル 0120-931-877、
または純正食品マルシマのサイト
（http://www.junmaru.co.jp/）まで。

肉・卵・牛乳は栄養学神話の三種の神器

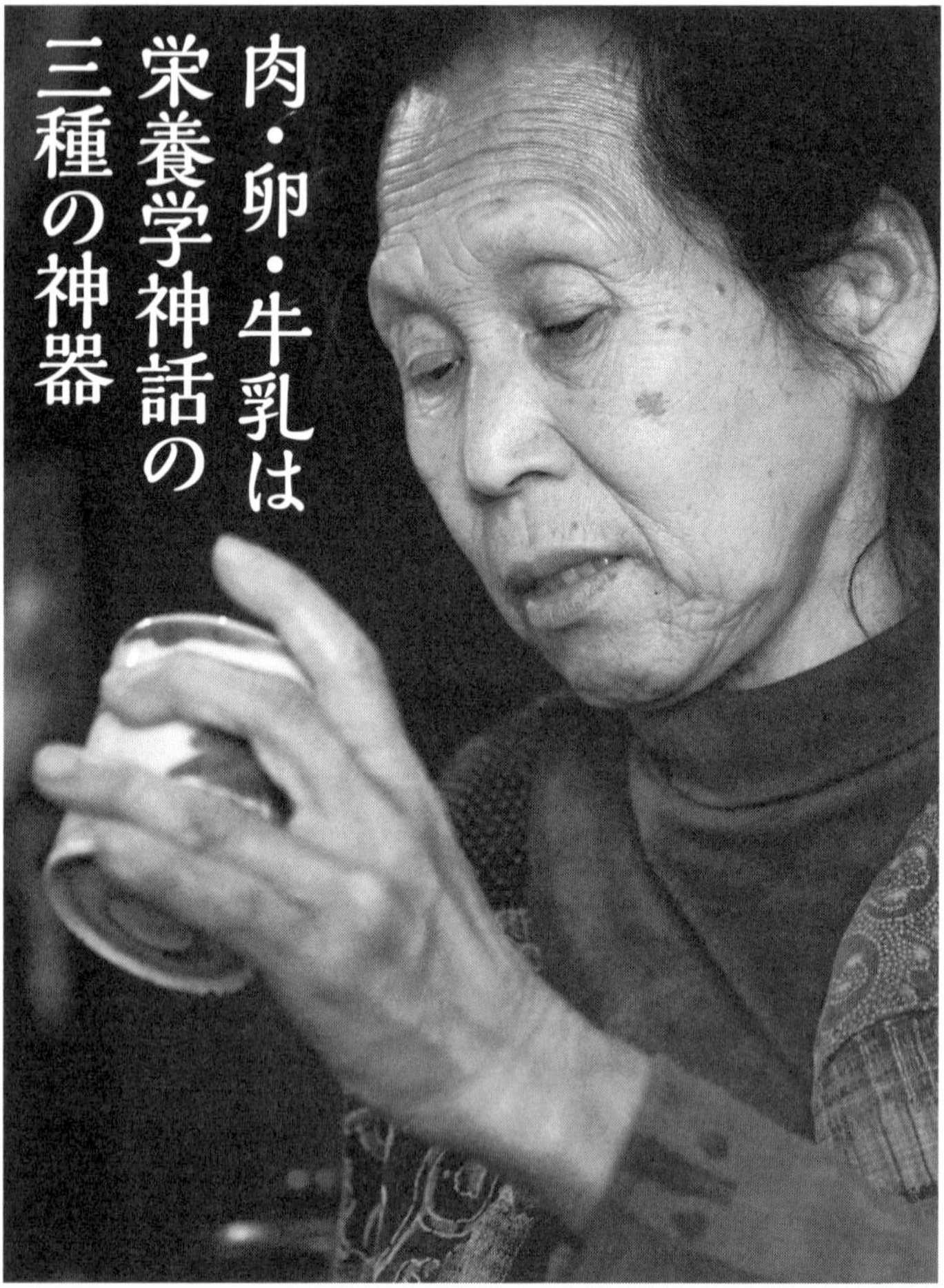

「日本人の体格が小さいのは、栄養が足りないからだ」

「米を食べると馬鹿になる」

「日本は米を食べているから、パン食のアメリカに勝てなかったんだ」

こんなことが戦後すぐに言われ始めた。

そしてマッカーサー元帥がパンとミルクを持ち込んだ。昭和二十五年には「タンパク質をとりましょう運動」が実施され、二十七年に日本全国津々浦々の小学校でパンとミルクの学校給食が始まった。日本人の食生活を近代化して「改善」し、国民の体格を向上させる、というのは表向きで、実のところは、戦後の食糧難をいいことに、アメリカの余った小麦を売りさばく先として、敗戦国の日本がうってつけだっただけやったんよ。

そのうちに、今の若い人は知らんやろうけど、テレビから「タンパク質が足りないよ〜♪」というコマーシャルソングが日本中に流れ（昭和三十八年頃に流行したアミノ酸飲料のCMで、たしか谷啓が出ていた）、お人好しの日本人はすっかりそれを信じた。肉はスタミナ源、卵は完全栄養食、牛乳はカルシウム補給、という「神話」を、科学とメディアと教育で日本人に教え込み、「一日に三十三品目、二四〇〇キロカロリーを摂りなさい」という栄養学が日本中に広まってしまった。

　しかし敗戦からこっち、七十三年、いま日本人の体は動物性のタンパク質で悲鳴をあげている。ついに日本人の二人に一人が癌にかかり、三人に一人が癌で死んでいるんや。

　カロリー栄養学をすっかり信じ、若い女の子たちは、貧血・冷え性・低体温、便秘症、低血糖症、低血圧症、おりもの、失禁、尿漏れ、生理痛、不妊、不感症となった。男の子も、早漏、無精子症、インポテンツなどの生殖器の異常で性欲を失っている。困ったもんだ。若者は恋をし、結婚をして、子供をつくって子孫を残さなくてどうする。

　子供ができないのは、できないものを食べている証拠。一日も早く〝口の食い改め〟で、体を立て直せ。米のまんまをしっかり食べ、一汁一菜の子づくりパワー。この一汁一菜の食事は、いつどこでも誰でもやれるよ。安くておいしくて滋養があって、無駄がない。最低の食事で最高の判断力を手に入れ、健康になって幸せにもなるから、景気が悪い時代向きだよ。

結局のところ、「タンパク質を摂れ」とは、まったく根拠がない。それどころか、動物性タンパク質つまり肉が体に良くないことは、「腐る」という漢字を見れば明らか。読んで字のごとく「腐」という字は、腸の府（＝腑）の空洞に肉が入った形で、これで腐るという意味を表す。肉が体内に入るから、腐るんや。

同時に、肉の反動が強烈に砂糖を引きつけるから、腸の働きが弱って便が詰まり便秘になる。便秘は万病のもとやで。

話は体のことだけにとどまらず、〝文明病〟にまで及んでいく。陽性な真っ赤な血をもった人間が、同じく陽性な真っ赤な血をもったウシ・ウマ・ブタ・トリを食べるから、陽性と陽性、十《プラス》と十でパチパチはじき合う。夫婦・親子・兄弟・姉妹が家の中で衝突し合って、家族は崩壊してバラバラに。女性も肉を食べるから、男性ホルモンが増えて母性愛も母性本能も失い、子供の虐待と子殺しも増えている。畜生にも劣る人間が多くなって、この世は真っ暗闇の世界になってるよ。

動物も屠殺《とさつ》で恐怖心を肉に残している。人間は怨念を砂糖と一緒に食べている。ということは、人間は自分たちが招いた因果応報に悩み苦しんでいるということなんでしょうね。

炭焼きに病人なし
現代版「花咲か爺さん」のススメ

太平洋戦争のとき、大勢の日本軍の兵隊さんたちが南方の戦線に送られ、そこで命を落とした。

戦争で亡くなった兵隊さんたちの中には、敵の弾にあたったり爆弾で吹き飛ばされて戦死した人も大勢いたんやけど、異国の地で病気になったり飢えて亡くなられた人もたくさんいた。敵と戦って武運つたなく名誉の死を遂げるどころか、敵と戦う前に、慣れない土地でマラリアみたいな風土病にかかって体を壊して死んだり、ろくな食糧補給もないまま強行軍をさせられたりして餓え死にしたり……哀れすぎる話がいっぱい聞いてきたから、終戦の日が来るたびに思い出されて辛い気持ちになる。

なんで突然そんな話をしたかというと、そんな悲惨な状況の中、焚き火のあとの木や竹の燃え残りの炭を食べて生き残った兵隊さんの話を聞いていたからなんよ。

昔の人は、炭に効用があることを本能的に知っていた。「炭焼きに病人なし」ということわざもあるくらいや。病気をした人が、体を治そうとして炭を齧《かじ》って口の中が真っ黒になっていたのや、風邪をひいた子供に、火鉢に梅干しを入れて焼いてそれをお湯で溶いたのを飲ませていたのを、昔はよく見かけた。町には、炭焼きならぬ「黒焼き屋」があって、並んで買っていたもんやった。

陰と陽で見ると、炭の炭素は極陽性。だから陰性の病気には、体を温める炭が効く。そのことを古《いにしえ》のどなたかが発見したのでしょう。桜沢の食養でも、黒焼きは起死回生の妙薬と言っている。ただし、品質が本物であればの話。

前作の『野草の力をいただいて』に、黒焼き玄米茶の作り方を紹介したところ、あっちこっちで黒焼きをつくって販売するようになった。ばあちゃんは自分のため、家族のためにつくってほしくて黒焼き玄米茶の作り方を紹介した。売り物として紹介したのではありません。その方たちが実際、どんな黒焼きをつくっているのかはわかりません。

今、炭は見直されて、生活の中にも大いに活用されている。トイレや冷蔵庫の臭い消しに使ったり、湿気をとってくれたり、家を建てるときに壁や床下に使ったりもしている。ばあちゃんも毎日、お茶、味噌汁、ごはん、ポット、汲み水の中に一枚の竹炭を入れている。農薬や除草剤、塩素や放射性物質をしっかり吸着してくれる。どんどん使って、毎日使ったら洗って陰干ししてまた使いなさいと、講演のとき教えているんよ。

籾《もみ》付き玄米の黒焼き茶、梅干しの黒焼き粉、貧血・冷え性・低体温の人は、こげの陽性で元気が出る（ただし、陽性で元気な人は必要なし）。野蒜《のびる》の黒焼きは、扁桃腺炎や気管支喘息《ぜんそく》にいい。昔から「惚れ薬」として有名なイモリの黒焼きは、精力増強に。おこげごはんを子供にやると、体の強い子、頭の賢い子になるとも言われている。こげや炭って本当にすごい力をもっていて役に立つことばかり、一人でも多くの人に知ってほしい。

酸性雨などのせいで枯れかけている木々の根元に炭を撒《ま》いて、森林を再生させる。そんな興味深い活動を全国で展開している炭の専門家で、宮下正次さんという方がおった。残念ながら宮下さんは二〇一六年にお亡くなりになったけれど、ばあちゃんもその宮下さんにお会いしたことがあります。

宮下さんがおっしゃるには、今、日本全国の山や畑の土がミネラル不足の酸欠状態になっている。木々は枝を弱らせ、葉にも生命力がなく、どこの木もか細くて立っているのがやっとらしい。

土の世界でも、植物や動物の世界でも、そして人間の世界でも、同じことが起きている。山の土で起きていることと、人の体で起きていることは、同じ現象なんや。日本の国土を、日本人の体を滅ぼそうとしているのはどこの誰なのか？　誰のせいでもない。それは、今の日本人自身の一人ひとりがそうしているにちがいない。

だから、ばあちゃんはこう思う。今、日本の竹やぶが荒れ果てている。不要になった竹で炭をどんどん焼いて、その炭をみんなが撒くといい。

綾部の上林《かんばやし》には、そんな花咲か爺さんたちがいる。満月と新月にだけこだわって竹炭を焼いている「三代目伝徳」の岩崎さん親子。荒れた竹林から竹を伐り出し、炭にならない竹は窯の燃料に、先の枝は福祉施設に上げて竹ぼうきに。伐り出した竹の根元から先まで無駄がない。

岩崎さん親子にならって、みんなが「地域と地球の花咲か爺さん」になってやってよ。

＊三代目伝徳
京都府綾部市上延町岩鼻71　TEL&FAX 0773-42-3169
http://www.takesumi-dentoku.com/
＊NORICA STYLE 株式会社
TEL : 0773-55-0779（平日9時～17時）　FAX : 0773-55-0002（24時間受付）

ばあちゃんがいま日本人に伝えたいレシピ

4

黒焼き入り玄米がゆ

【材料】
米　もみつき玄米の黒焼きの煮出し汁

【作り方】
❶もみつき玄米の黒焼きを煮出す。
❷米を洗って、黒焼き玄米の煮出し汁に入れ、塩をくわえて炊き上げる。

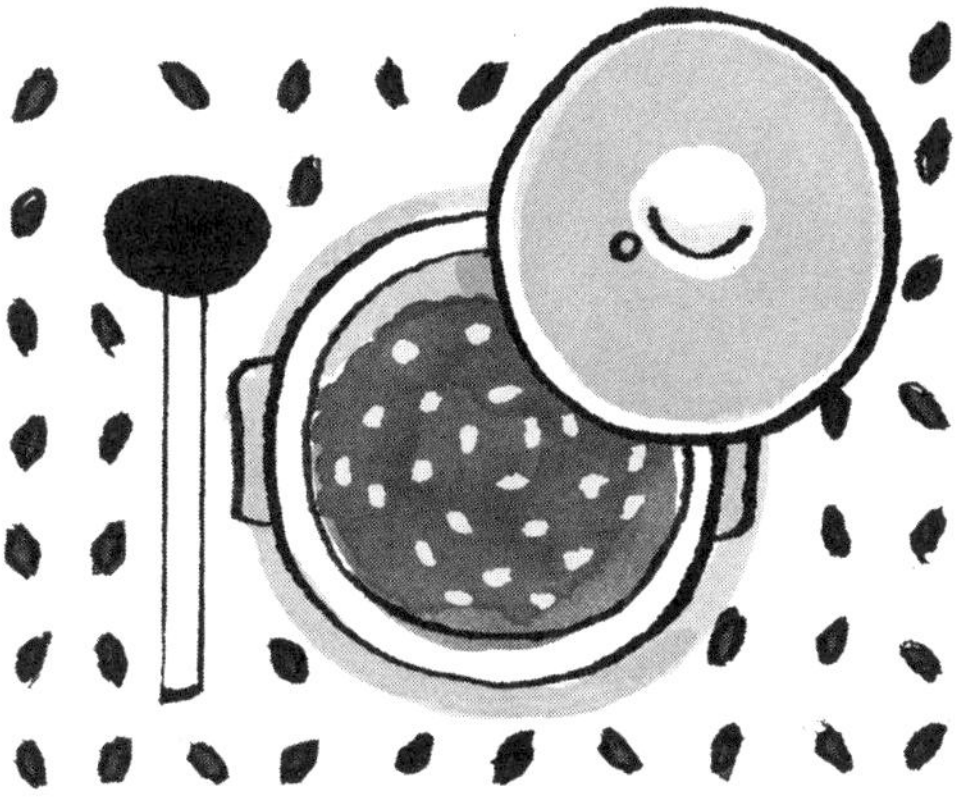

黒焼きの煮出し汁で炊くと、おかゆが腐りにくい。また、マコモ茶で同じように炊くと、マコモ茶の玄米がゆができる。梅干しがよく合い、食欲がすすむ。

梅はその日の難のがれ
護身用に
ケータイ梅干しを

ばあちゃんは、全国から講演や料理教室に呼ばれることが多い。交通費と寝る場所とおにぎりと味噌汁を用意してくれれば、どこへでも行って話をする。講演で生計を立てているわけやないし、だいいちあの世にはお金は持っていけんのやから、その辺のところでかまわんのよってな具合です。

ただし講演を引き受けるに当たっては、主催者の思考や考え方、どんな人かは、しっかり見極めたうえで決めています。若い主催者の人が「ばあちゃんの話をできるだけ多くの人たちに聞かせたい、でもお金がないので、講演料の代わりに自分がつくった無農薬の米と野菜でなんとか……」と申し訳なさそうに連絡してくる。聞けば、若いのに子供や地域や未来のことをきちんと考えている。若いからお金はないけれど、やる気と真剣さはホンモノ。そんな主催者の若者に出会うと、ばあちゃんは元気をもらえる。それが何より嬉しい。

また会場には「若杉さんの本を読んで食事を変えたら、待望の赤ちゃんができました！」とニコニコしてやって来る若い子が一人は必ずいるので、そういう人に出会えるのも嬉しいこと。

戦後、われわれ世代がこんな悪い時代をつくってきてしまって誠に申し訳ない思いでいっぱいだ。それでも、いい若者が日本にはたくさんおって、日本の未来はそう捨てたもんでもない。そういう手応えを感じるので、ばあちゃんは今日も講演旅行に出かけるわけなんや。


ばあちゃんが講演の旅に出るときは、講演先で口にできる食べ物をさがすのに困るだろう、と考える読者がいるかもしれんけど、これが案外困らないのよ。主催者は、ばあちゃんの本を読んでばあちゃんの主張に共感して講演を依頼してくれる若者だから、土鍋で炊いたご飯と味噌汁を用意してくれているので、旅行先で食事の心配することがありません。本当に本当どこへ行ってもいい子ばっかりで。ばあちゃんは幸せもんです。

とはいえ途中の食事用に、梅干しを入れ塩をしっかりつけたおにぎりを握って出ます。そのほか、塩、味噌玉、梅干し、醤油といった塩気のものを忘れずに携帯するようにしてる。

昔の人は旅に出るとき、必ず梅干しを持参したもんやった。梅干しのクエン酸がもつ殺菌効果と整腸作用は絶大で、「梅はその日の難のがれ」とか「食の毒・水の毒・血の毒の三毒を消す」と言われ、血中のコレステロールを減らしたり、乳酸や中性脂肪の発生をおさえたり、胃液や唾液の分泌を活発にして米のデンプンが糖になって燃焼するのを助けたりする。梅干しは、米を主食とする日本人にはけっして欠かせないんだよ。

出先にケータイするのは、電話よりも梅干しや。外で口にするおかしな食べ物から自分の身を護る「護身用」に、ケータイ梅干しを！

残念なことに、最近はこの梅干しすらおかしくなっている。スーパーに出回っている梅干しは、「梅干し」と書いてあっても本当の梅干しやない。天日干しでないんやから、「梅漬け」で、むしろ食べないほうがいい。それに減塩信仰のせいで、塩の効いていない梅干しばっかり。人工合成の保存料を入れて保存食に仕立てている。本当の梅干しをさがすのは、砂の中に金をさがすよりもむずかしい。

青い梅には青酸という極陰性の毒性があるから、そのまま食べると下痢や中毒を起こしてしまう。昔の人は、その極陰性の青梅に陽性の塩をしっかり効かせて、水が上がって、赤ジソを塩で揉んで色づいたら、炎天下に三日間、日中のカンカン照りの太陽に当てて、夜は夜露にあてて土用干しをして、手間ひまをかけてつくっていた。そうやって「手塩《てしお》にかけて」つくったからこそ、体に良いさまざまな効果をもつ「梅干し」に生まれ変わるわけや。

そういう「手塩にかける」ことをしないでつくられた「梅干しもどき」は、逆に体の具合を悪くするので要注意。

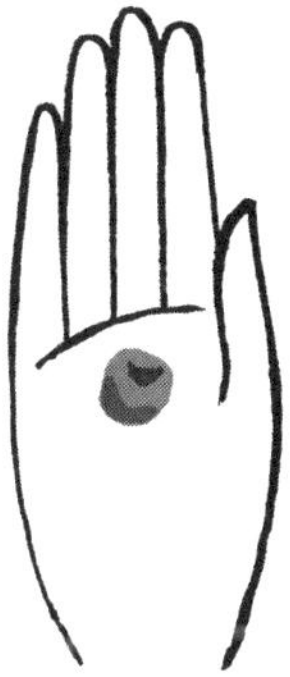

ばあちゃんがいま日本人に伝えたいレシピ

5

梅干しの黒焼き

【材料】

梅干し （その他道具として、土鍋・七輪・炭・目張り用の小麦粉）

【作り方】

❶土鍋に梅干しを、右回転にすきまなく並べる。

❷フタをして、練った小麦粉で目張りをし、酸素が入らないようにする。

❸約 20 時間以上かけて炭素にする。火を止め冷めるのを待って取り出し、種をとってすり鉢でする。

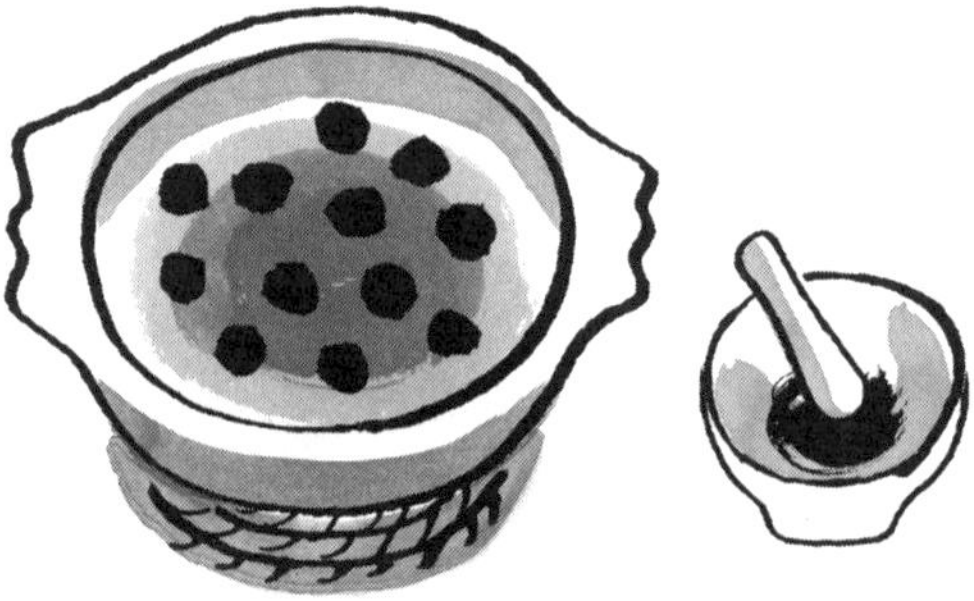

金属の鍋は使わずに土鍋を使うこと。また、古い梅干しほど解毒効果がある。毎日ひとつまみずつ大切に舐めるぐらいで十分。根気のいる作業だけど、出来上がったものはそれだけの価値があること請け合いだよ。

ばあちゃんがいま日本人に伝えたいレシピ

6

梅醤番茶

【材料】
梅干し（大１個）　ショウガ汁（数滴）
醤油（大さじ１）　番茶（150cc）

【作り方】
❶梅干し大１個の種を取り、割り箸で突いてくずして練る。
❷それにショウガ汁少々、醤油大さじ１杯、番茶100～150ccを入れて飲む。

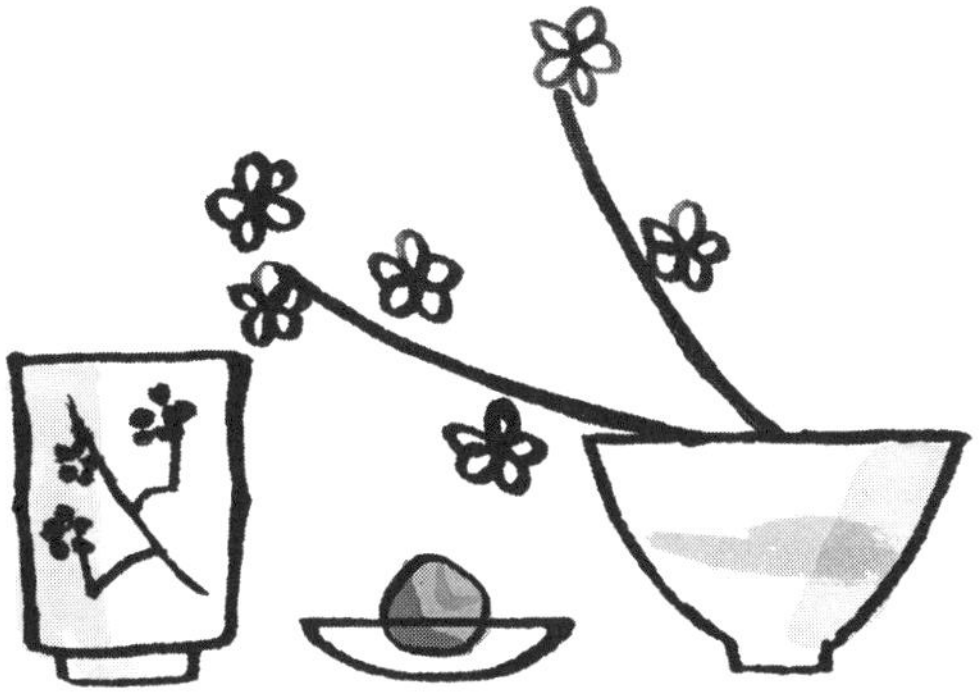

梅醤番茶の強アルカリが血管を拡げて血行が良くなるので、貧血、胃下垂、食あたり、五十肩、心臓病、胃腸病、便秘、婦人病、頭痛、めまい、動機、二日酔いなどもろもろの痛みに効く。吐き気のある人は胃の中のものを全部出すので、気分爽快になる。

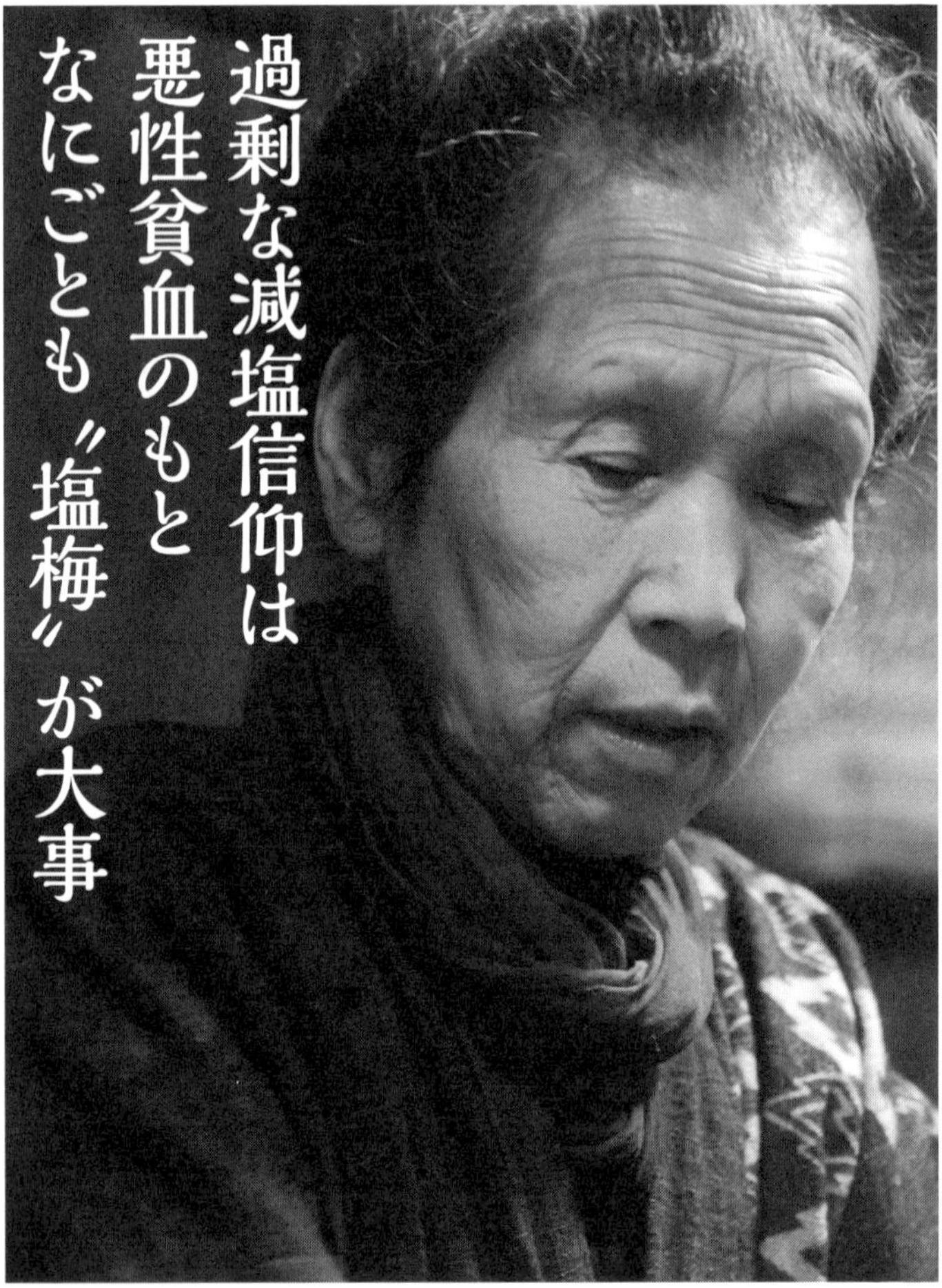
過剰な減塩信仰は
悪性貧血のもと
なにごとも〝塩梅〟が大事

最近は減塩ブーム、もはや減塩信仰。減塩イコール健康というイメージが定着している。たしかに塩気は摂り過ぎはよくない。特に子供は、塩気を摂り過ぎるとその反動で甘い物・果物を欲しがるから、気をつけて。

だからと言って塩気が足らないのも、これまたいけない。陰性の人は塩分が不足しているので、塩を効かせた陽性の料理をつくって食べること。

昔は血液のことを「血潮《ちしお》」と言っていたし、子供を大切に育てる様子を「手塩にかける」と表現していた。また反対に、塩の足りない人のことを「塩がない＝しょうがない奴」と呼んでいた。昔の人は人間にとって塩気がいかに大切かを、そんなふうに日常の会話に織り込んで教え伝えてきた。それが昨今では行き過ぎた減塩信仰のせいで、塩はすっかり悪者になってしまっている。

そのせいで、ひどい貧血に悩む人が増えている。もちろん昔も貧血はあったけど、昔の貧血は「鉄欠乏性貧血」で、青菜や海藻やひじきを食べて一日か二日もすると、けろっと治ったもんや。だけど、今の貧血はわけが違う。悪性貧血と溶血性貧血で悪化した「再生不良性貧血」も増えている。免疫系が自分の赤血球を攻撃してしまう、貧血の重症化が進んでいる。こうした悪性の貧血は、肉・卵・牛乳・乳製品・果物・砂糖で体がすっかり陰性になっているから起こるんや。

昔の人は、具合のことを「塩梅《あんばい》」という熟語を使った。人の体の調子を尋ねるときは「塩梅はどうかね」と言ったし、味の加減も「いい塩梅や」と言った。人の体も食べ物も、「塩梅」つまり塩が足りているかどうかが大切だと教えている。

塩加減は人さまざま。いたずらに減塩信仰に振り回されず、自分の「適塩」を見つけることやね。


とはいえ、その〝塩梅〟の決め手である肝心の塩にもいろいろある。

岩塩が採れない日本では、古代より海水から塩をつくってきた。瀬戸内や能登半島あたりの比較的日照時間の長い地方では、塩田にひいた海水を太陽と風の力で濃縮・結晶化させたり、浜に打ち上げられたホンダワラなんかの海藻の表面に浮き出している塩の粒を煮上げて藻塩をつくったり、いくつかの方法があったけど、なかなか十分な量が確保できなくて、塩は貴重なものやった。だから、江戸時代は多くの藩が塩を藩の専売品に指定していたし、明治になってからは国が塩の専売制を敷いた。

戦後になってイオン交換膜法というのが考案されて、海水から効率よく塩をつくることができるようになった。けれども、このイオン交換膜法でつくられた塩、一般に「食塩」とか「食卓塩」と呼ばれているやつやけど、これは混じりっけなしの純粋な塩化ナトリウム。混じりっけなし、というと聞こえはいいけど、昔の塩には微量ながら必ず含まれていた塩化マグネシウムやカルシウムなどが除去されていて、味がとげとげしい。食品というより化学塩と呼んだほうがいい。なので、昔ながらの味わい豊かな塩を多くの人が求めていたけど、日本専売公社が塩を専売していたので、「食塩」以外の塩を手に入れることは原則的にできなかったんや。

昭和六十年（一九八五年）に日本専売公社が民営化され、さらに平成九年（一九九七年）に専売制が廃止されて、誰でも塩をつくったり売ったりすることができるようになり、やっといろんな塩が出回るようになった。

なかでも、ばあちゃんが今気に入ってよく使っているのが、淡路島でつくっている「自凝雫塩《おのころしずくしお》」という塩。ある時、娘の典加《のりか》が「かあちゃん、いい塩を見つけたから使ってみて！」と持ってきたんで食べてみたら、ほんのりと甘味があってミネラルたっぷりなので、今は味噌や漬け物やおにぎりにして愛用している。

どんなふうにつくっている塩なのか、行ってみたら、播磨灘のきれいな海水を濃縮し、頭に鉢巻きを締めた脱サラのニーチャン二人が長い時間鉄釜をかき混ぜて四十八時間焚き上げていた。さらに杉の樽でじっくり熟成させているので、にがり成分を抑え、ミネラル、カルシウムを残しているから、喉に辛みがなく腎臓に優しい塩になっている。一般の自然塩はにがり成分がきつくて、腎臓を陽性に締めて固くしてしまうものが多いので、そういう塩は鉄のフライパンで三十分炒って、炒り塩にして使ってほしい。

こうやってできる、それこそ「手塩にかけて」つくられた塩やから、ばあちゃんはお勧めしています。本物の食べ物をつくっている正直な生産者は他にもたくさんいる。ばあちゃんは、こういう生産者を無性に応援したくなる。だけど宣伝してあげたからといって、ばあちゃんはビタ一文もらわんよ。ハハハ。

＊脱サラファクトリー製造の「自凝雫塩」（おのころしずくしお）のお求めは、「NORICA STYLE株式会社」（54 ページ）。

第二章

野草と野菜たちから教わったこと

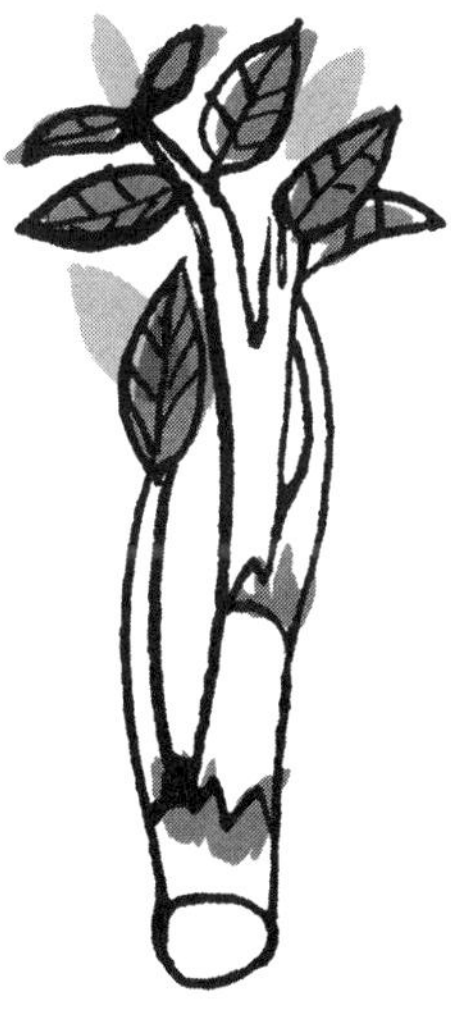

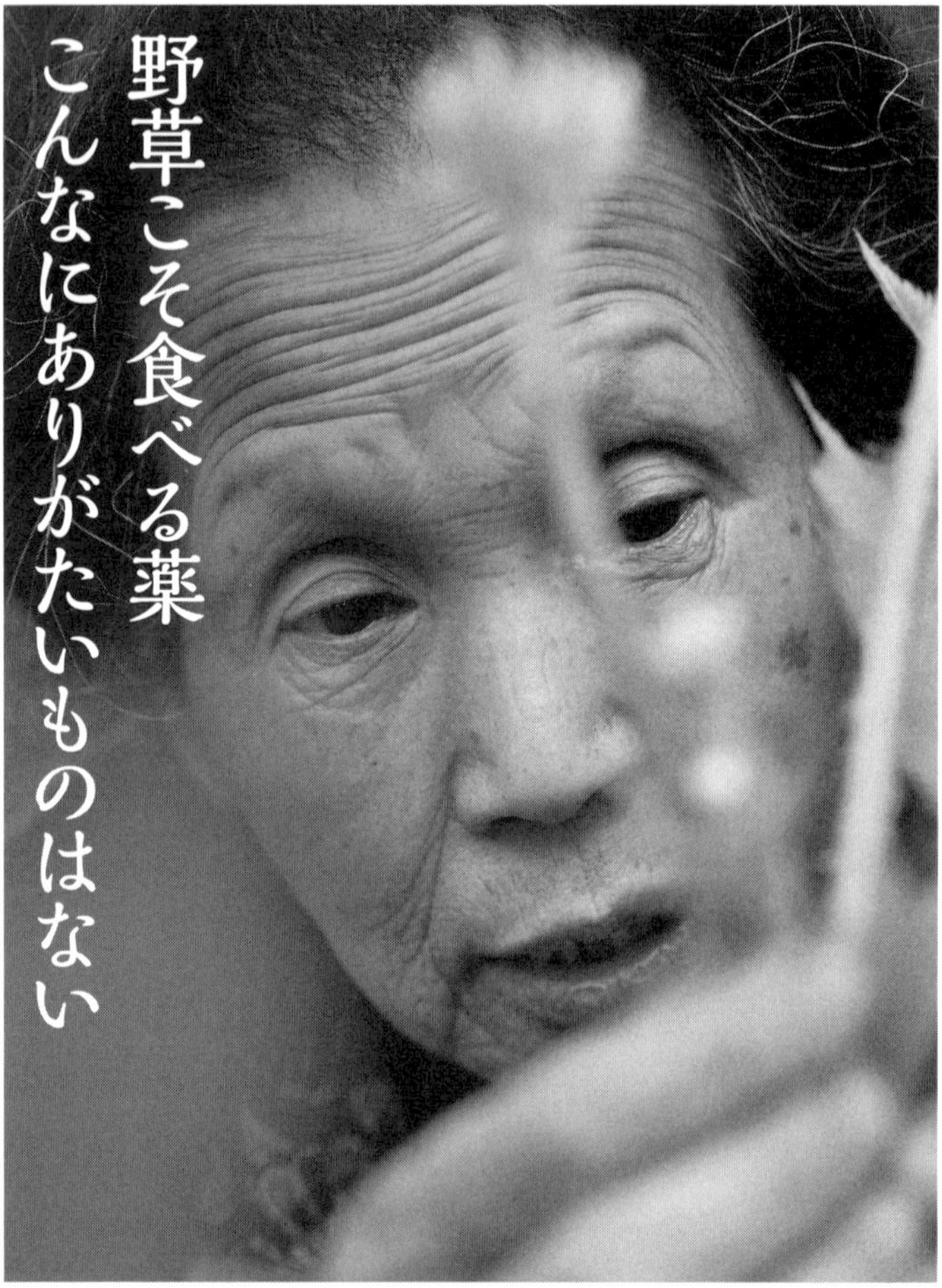

野草こそ食べる薬
こんなにありがたいものはない

人間の小賢《こざか》しい知識で無理矢理つくった人工野菜より、人の手が入らず、季節がやってくると自生してくれる野草のほうが、はるかに生命力がある。食べて美味しく、そのうえ体に良いときては、こんなにありがたいもんはないよ。まさしく食べる薬＝「食薬」やね。しかもタダなんやから、言うことなしや。

とはいっても、相手は野生のもの。簡単に人間の望むとおりになってくれるとは限らない。薬効が効きすぎたり、アクが強すぎてそのままでは食べられなかったりするものが少なくない。野草のたくましい生命力をいただくためには、どんな野草を、どんな時期に採って、どんなふうに調理すればいいか――ばあちゃんはこれを三十年以上やってきた。

その結果わかったのは、野草についてはまだまだ知られていないことが多く、誤解されていることがいろいろある、ということ。だから、ばあちゃんの野草料理の話を聞いたり読んだりした人は、「エッ？　そうなの？　知らんかった」と思うことが少なくないんよ。

例えば、代表的な野草としてすぐに頭に浮かぶ、ワラビやゼンマイやタラの芽などといった山菜を食べることを、ばあちゃんはあまり勧めない。まっすぐ上に伸びていくワラビはとても陰性でアクが強い山菜で、発ガン性があるとも指摘されているほど。牛や馬はけっして口にしません。だから、陽性の灰を使ってしっかりアクを抜かないと、陰性体質の人には有害で危険なんや。そこへ砂糖などを使うと、さらに体を壊しますから要注意。

さらには野草には、カルシウムと反応して体内に結石をつくるシュウ酸を多く持つものがある。イタドリやスイバは、食べると結石になるおそれがある。

そこで、野草のアク抜きの方法を簡潔にまとめてみた。

① まずたっぷりの水を沸騰させ、大さじ一杯の塩を入れて茹で、野草に火が通ったらすぐ水に取る。

② 水で洗って二〇分水に漬ける。

比較的アクの少ない野草（ミツバ、セリ、ノカンゾウ、春先のヨモギの新芽など）はこれで十分やけど、アクの強い野草（5～6月頃のヨモギ、夏のフキなど）は、クヌギの灰で茹でてから水にさらすと安心です。

さらにアクのある野草は「醤油洗い」をします。

③ 水：醤油＝7：3の割合でつくった割り下に、二〇分ぐらい漬け込んでか

ら料理に使うと安心安全。

また、アク抜きに使った割り下は、アクは「悪」だと考えて捨てましょう。

こうやってしっかりアク抜きをすれば、野草は食べる薬＝「食薬」になるんよ。明治天皇も国民に向けて「良い薬求めるよりも常の身の　養い草を摘めよとぞ思う」という歌を詠んでいるくらいやから。

主な野草の薬効と食べ方を次のページにまとめて書いておいたので、参考にしてください（ヨモギとマコモについては、それだけで別に項目を立てました）。野草の旬はあっという間なので、採りたての新鮮が大事。よく似た仲間の毒草もあるので、しっかりわかった上で摘んでください。

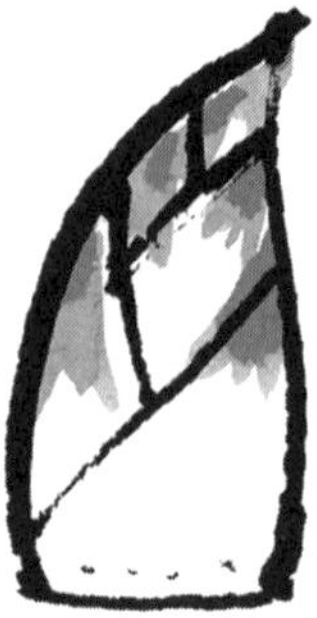

タケノコ

陰性が非常に強く、血管を拡張させる性質を持つ一方、ぐんぐんと伸びる生命力も合わせ持つ。しっかりアク抜きをして、海藻といっしょにいただきたい。ワカメと炊き込んで山椒をあしらった**木の芽田楽**は絶品。先端部は健康な人も陰性の人も食べないほうがいい。

ユキノシタ

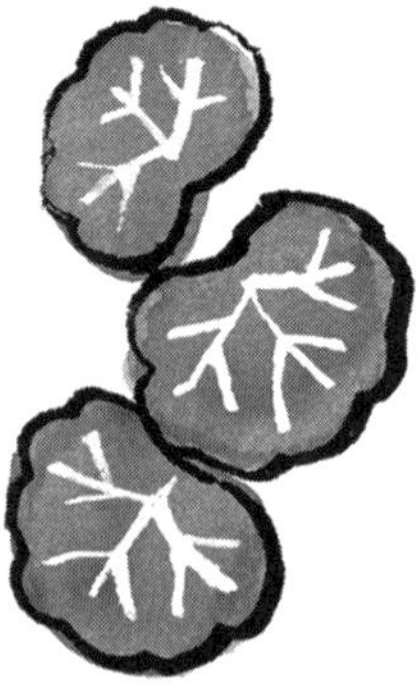

深い雪の下でも青々としているユキノシタ。そのたくましい生命力と薬効は昔からよく知られていて、中耳炎などの耳の病、疲れ目、子供の痼癪や解熱、ウルシかぶれなどの手当てに使われてきた。食べ方としては、**ユキノシタの天ぷら**がおすすめ。

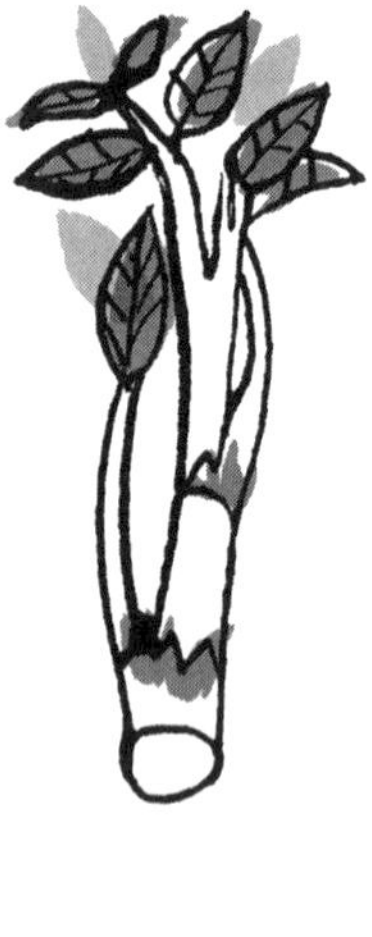

山ウド

山に自生するウドは、味噌を持参して、ぜひその場で皮をむいて味噌をつけてかじってみてほしい。自然の清冽な生命力そのものをいただいていると実感できる。**山ウドの皮のキンピラ**、**山ウドの茎のカラシ酢味噌和え**、**梅肉和え**も美味しい。

フキノトウ

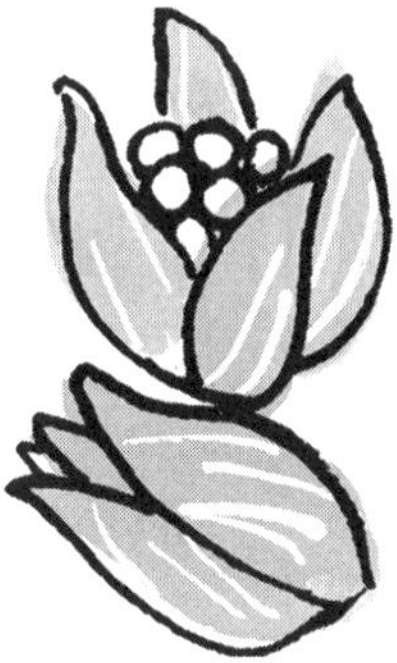

冬眠から目覚めたクマは、まずフキノトウを食べて体内に溜った毒素と大便を排出し、全身に活力をみなぎらせる。春の代表的な食材として天ぷらなどによく使われるが、**フキノトウ味噌**や**フキノトウのピクルス**も絶品。もちろんそのまま炭火で焼いて味噌をつけて食べても美味。

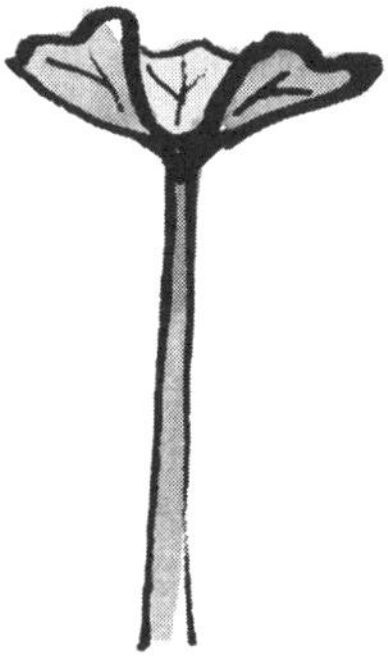

フキ

時期が遅くなればなるほどアクが強くなるので、4～5月は塩で、6～7月はヌカで、8月以降は灰でアク抜きをすること。**フキの煮付け**はおいしい。茎だけではなく葉も食べられるので、魚の毒消しとして取り合わせに。

ヨメナ

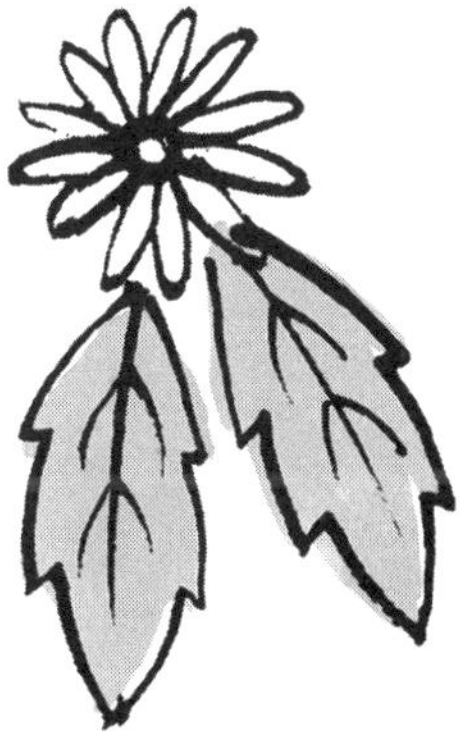

「ウハギ」という名で『万葉集』にも詠まれるほど古くから親しまれてきたヨメナは、野草のなかでもアクが少なく淡白な味わい。若葉には血をきれいにする作用がある。酒、昆布、薄口醤油で炊いたごはんにヨメナをきざんで混ぜ合わせたのが、**ヨメナの菜っ葉飯**。

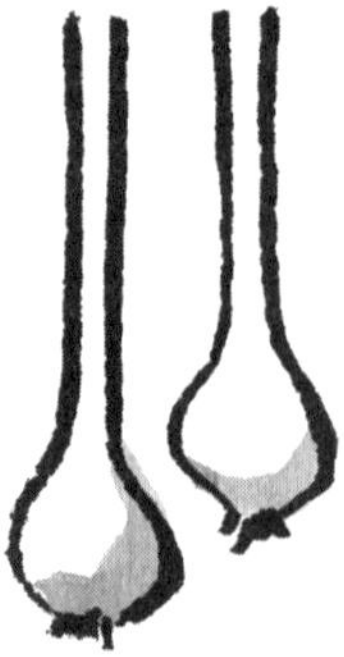

ノビル

ネギのように**ノビルのヌタ（酢味噌和え）**も美味しい一品。卵や肉の毒を消してくれる**ノビルチャンプルー**。その他ピロシキや餃子の具にも使える。珍味だが、陰性が強いので、球根を生で食べるのは避けたほうが無難。

ミツバ

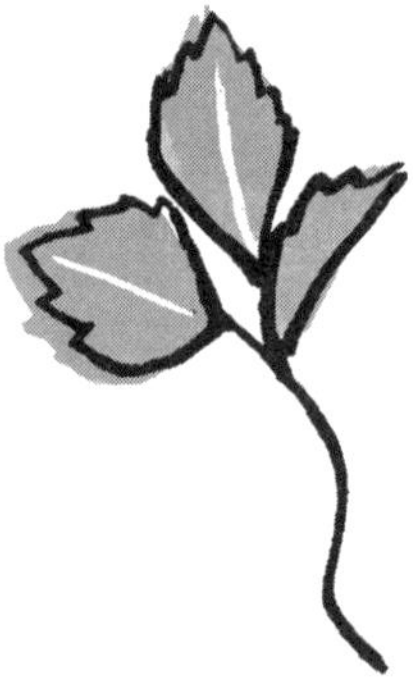

今はスーパーで人工の水耕栽培が売られているが、ぜひ一度天然のミツバを栽培ものと比べてみてほしい。味も香りも全然別物だと実感できる。摘むときは、よく似た毒草（狐のボタン）に注意。海苔をまぶした**ミツバの磯辺和え**も美味しい。

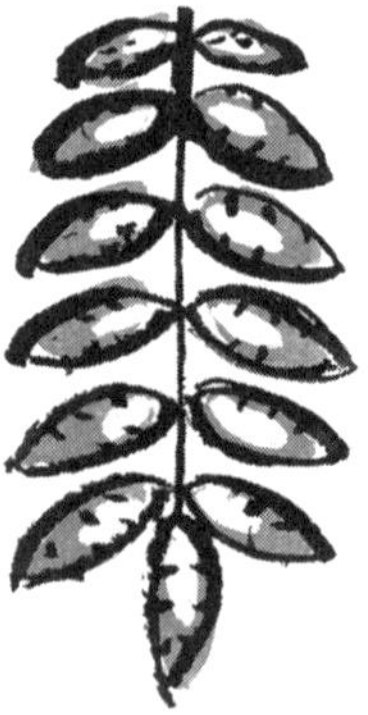

山椒

葉も実も両方とも日本料理に欠かせない食材。陽性な魚の毒を消して調和してくれる。とりわけウナギのような脂っぽい魚料理には欠かせない付け合わせとして、昔から使われてきた。魚料理以外で食べすぎると逆効果になることがあるので、要注意。

ワサビ

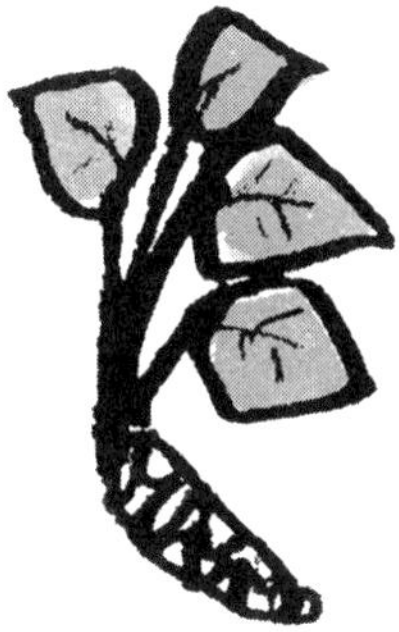

ワサビは日本の伝統的な香辛料。魚の毒消し、消化のほか、殺菌作用まである。清流にしか育たないため、天然のワサビは貴重。運よく茎が手に入ったら、洗ってきざみ、密封容器に入れて熱湯を注ぐ。冷えたら水気を絞って、醤油をたっぷりかけて一晩漬け込み、**ワサビの茎の醤油和え**に。

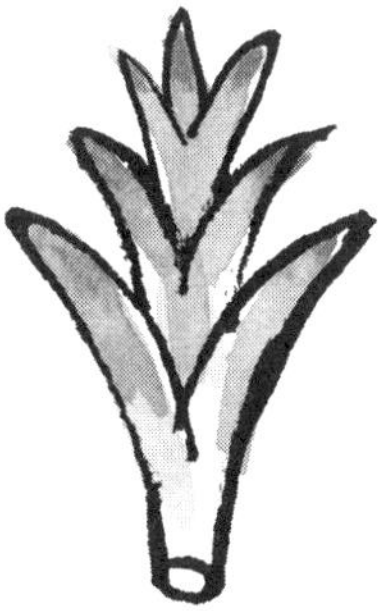

ノカンゾウ

ユリ科のノカンゾウは、春先の茎の根元の白い部分をいただく。瑞々しくて甘味があり、**ノカンゾウのカラシ酢味噌和え**ほか和え物全般に最適。また、ツボミはゴマ油で炒めて塩コショウで食べる。**ノカンゾウのつぼみの炒め物**はこれまた絶品。

イタドリ

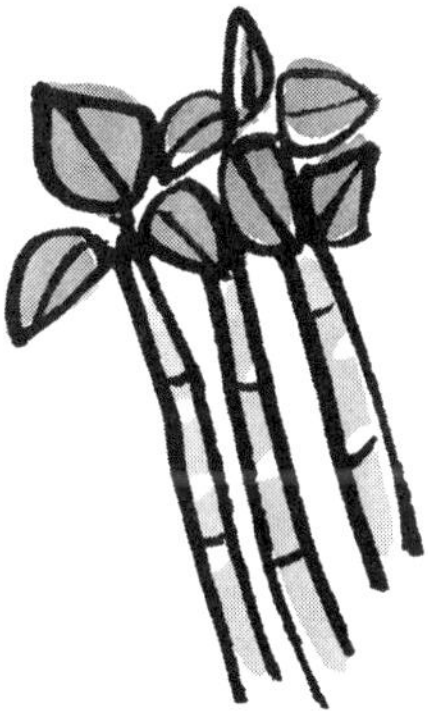

シュウ酸を多く含むので、結石になりやすい人は避けたほうがいい。1年間塩漬けにして上手にシュウ酸を除いて、保存食に。塩漬けしたものを4～5時間塩抜きし、コンニャク、ワカメ、ニンジンといっしょに煮物に。豆腐と和えた**イタドリの白和え**も美味しい。

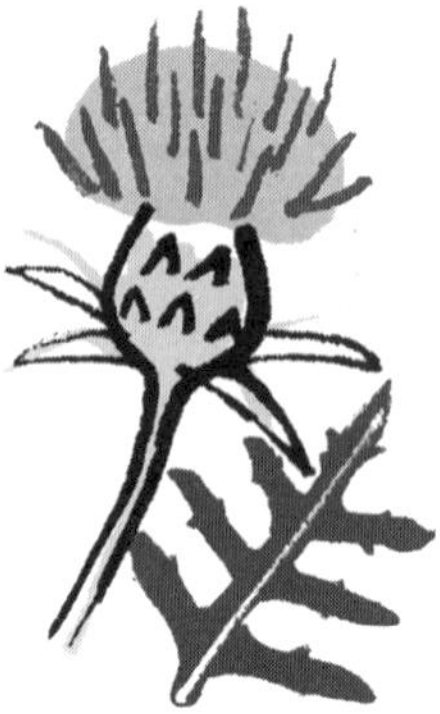

アザミ

アクさえしっかり抜けば、すばらしい食材になる。早春の柔らかい葉と茎は、茹でて水にさらして醤油洗いをしたあと、和え物にしていただく。生え始めの**アザミの芽とつぼみの天ぷら**も美味しい。カルシウム分を多く含んでいるので、骨の弱い人によい。

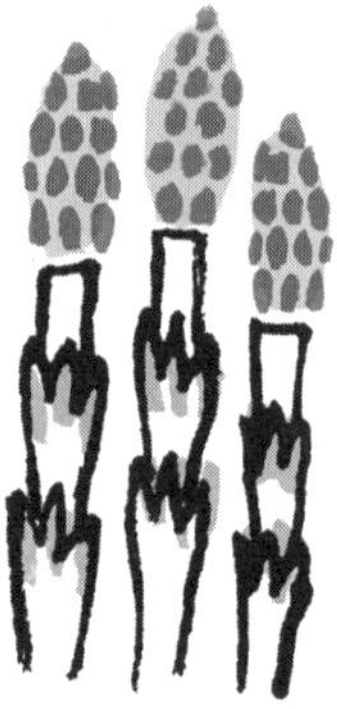

ツクシ

とびきりカルシウムが豊富なので、骨折した人や骨粗鬆症の人におすすめ。旬が短い。頭の固いものを摘んでふかして干したものはスルメの味がする。**ツクシのふりかけ**もコクがあって美味しい。

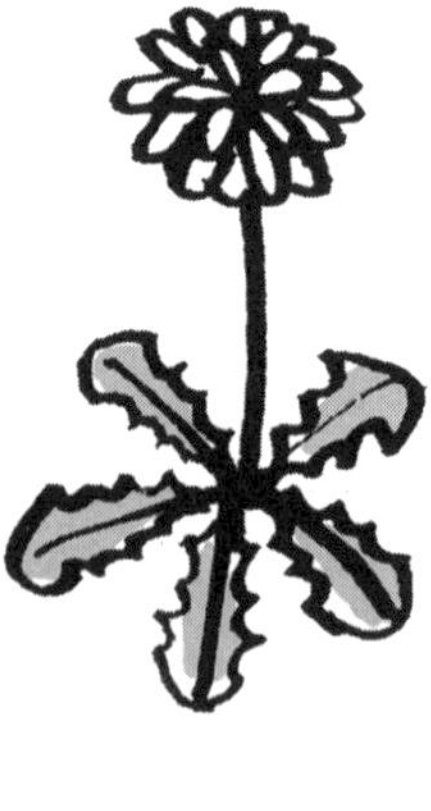

タンポポ

苦みがあるので「ニガナ」とも呼ばれたり、白い汁が出るので「乳草」とも呼ばれて、古来から親しまれてきた。地中深くまで達する根は陽性のあかし。母乳の分泌をうながしたり、浄血・増血作用がある。**タンポポコーヒー**や**タンポポキンピラ**にすると、体の立て替え立て直しに効果的。

セリ

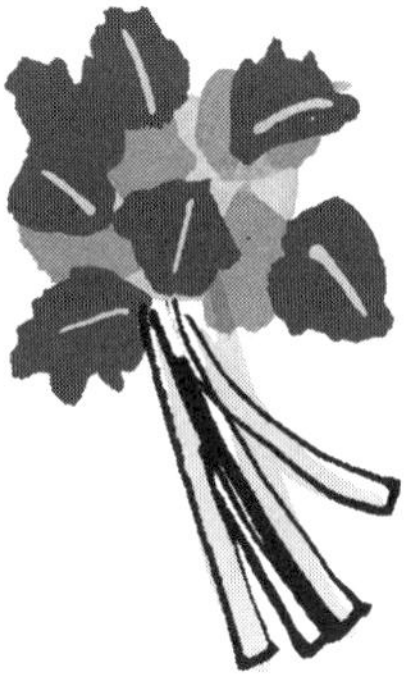

春の七草の筆頭にあげられるセリ。味と香りは格別。採れたての新鮮なものは、ザクザク切って油で火を通すとアクが消える。**セリの炒め物**は酒と醤油で味付け。その他の料理には、茹でて水にさらして醤油洗いで。おひたしに、和え物に、煮物にと何にでも合う常備菜。

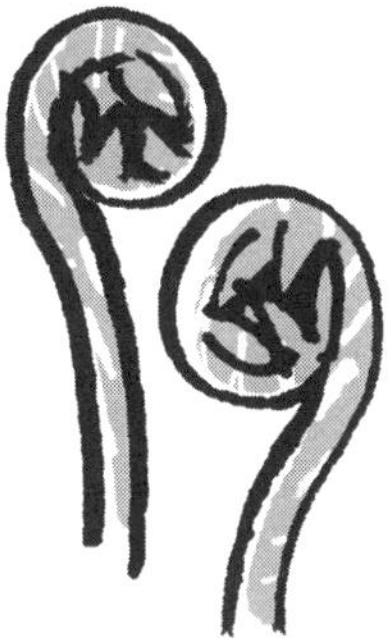

ゼンマイ

ワラビが陽当たりのよい場所に生えるのとは対照的に、陽の当たらない湿った場所に生える。アク抜きは、先端の綿毛を取ってクヌギの灰で茹でたあと、一晩水にさらし、毎日手で揉みながら天日で干すと保存食になる。戻すときは、茶色のアクが出なくなるまで水にさらす。

タラの芽

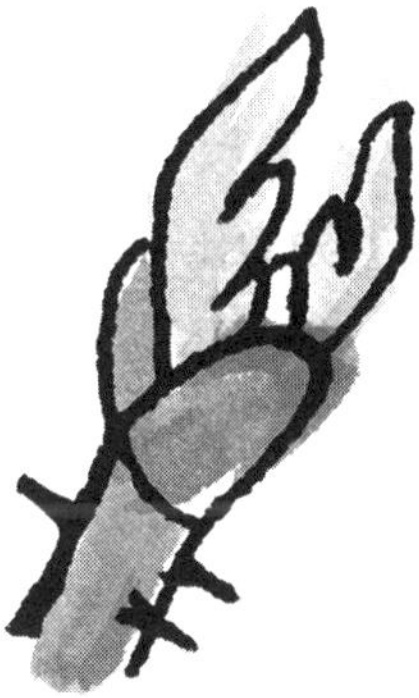

山菜の王様とも呼ばれて、人気のある野草。カラッと揚がった**タラの芽の天ぷら**に焼き塩をパラリと振りかけて食べるのは、たしかに美味しい。ただし陰性が強いので、食べてもせいぜい１～２個にして、食べ過ぎには気をつけること。

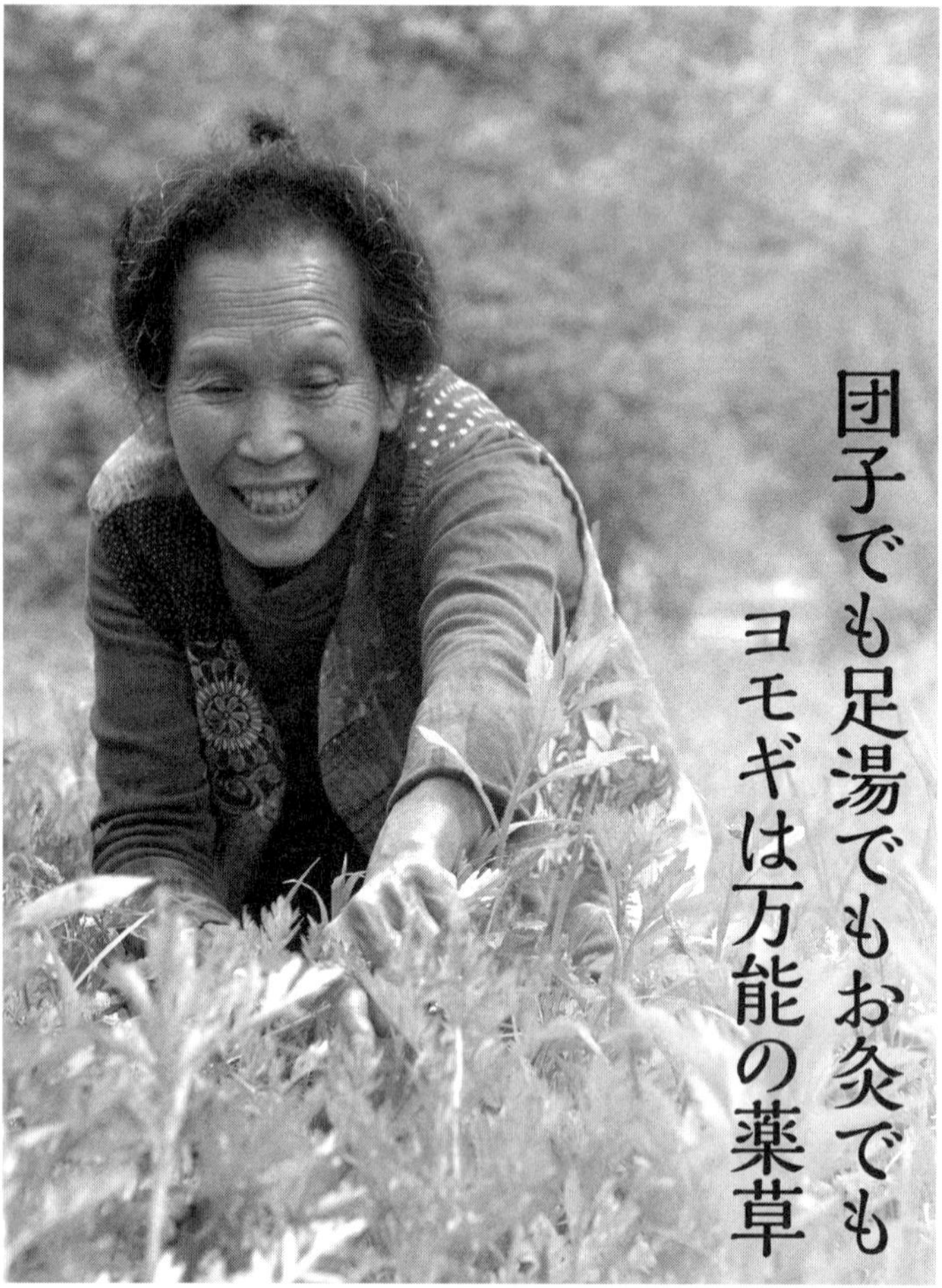

団子でも足湯でもお灸でも ヨモギは万能の薬草

食べる、お茶にする、薬にする、染める、織る、漉《す》く、活ける、包む、飾る、入浴剤にする、器にする、枕にする、草で葺《ふ》く、足湯・腰湯にする、湿布にする――このように一年を通して人の役に立ち暮らしを豊かにしてくれる、神様からの四季折々のプレゼント、それがヨモギ。

ばあちゃんが子供の頃は、どこのうちでも家族総出でヨモギを摘んで、ヨモギ団子、ヨモギ餅をこしらえたもので、それはなつかしい想い出です。時代は流れ、日本は近代文明を迎えても、自然界の中には古代より草たちの生命が続いているからありがたい。

ヨモギは昔から食用薬用として大切にされていた。春の新芽は味噌汁、和《あ》え物、ヨモギごはん、ぼったら焼きと、工夫と創造でおいしく味わえて、元気がもらえる。ヨモギの効用はたくさんある。浄血や造血効果があり、ケガをしたら止血もしてくれるんや。

昔は具合が悪くなると、お灸を据えるのが一般的だった。お灸の材料は「もぐさ」。もぐさっていうのは、ヨモギの葉っぱの綿毛を集めたもので、漢字だと「艾」と書く。昔の人はちょっと具合が悪いと自分でツボを探して、古味噌をそのツボにのせて、その上にもぐさを置いて「味噌灸」をしていたもんです。

ばあちゃんは、みんなに足湯や腰湯、よもぎ湿布を教えています。自分で摘んできて干して乾燥すれば、金もかからず家計は大助かりなんよ。

その乾燥ヨモギの作り方は、次のとおり。
① 少し丈の高くなったヨモギを地面スレスレのところで切る。
② あ初日はカンカン照りの日向で干して、二日目以降は陰干しで、カラカラになるまで干す。

ある猛暑のことやけど、綾部で宅配便のドライバーをやってる女の人が、配送中に熱中症に罹《かか》った。汗が大量に出て、頭がボーッとなってき動けない。このままだと交通事故を起こすと思って急いで車を停めた。でも、しばらくたってもいっこうに体調が良くならない。それどころか、だんだんとひどくなっていく。仕事中でお先真っ暗で、途方に暮れた。

この方、偶然やけど自分の配送エリアに私の家があったもんやから、私のことを思い出して、私の本『野草の力をいただいて』も読んでくれていたので、それで「そういえば若杉ばあちゃんが、ヨモギは万能薬だと書いていたっけ」と思い出して、近くにいっぱい生えていたヨモギを摘んで帽子の中に詰め込んで、それを被ったまま日陰でじっとうずくまっていることにしたの。そしたら信じられないくらいどんどん体調が恢復《かいふく》してきて、三十分もしたら運転を再開できるようになった。

後日その方がウチに配送に来たときに、「若杉さんがヨモギはすごいって書いていたけど、本当でした。ヨモギが私を助けてくれたんです。私はこの話をみんなに伝えています。本当にありがとう」って、感謝してくれた。

さらにその方、「パン食を止めてご飯食にしたら、体の調子がどんどん良くなって、バリバリ仕事ができるようになりました。梅干しも今年生まれて初めて漬けました」とのこと。「味噌もつくってみたい」とも言っていた。彼女は今でも綾部で車を走らせている。ばあちゃんの本を買ってくれて、読んでくれて、実行してくれて、本当にありがとうでした。

■ヨモギの主な効用

効用	材料・作り方
皮膚疾患の手当て	ヨモギの生葉をすり鉢ですって、汁を患部に塗ったり湿布にする。虫刺され、アトピーなど皮膚の病気に効く。炎症には消炎作用がある。
アロマテラピー	干したヨモギを布袋にいっぱい詰め込んで枕を作ると、とてもいい香りがしてぐっすり眠れる。 これぞ伝統的なアロマテラピーやね。
デトックス	ヨモギの干葉をいったん煮出してから、ひとにぎりの塩といっしょに湯に入れて、足湯・腰湯にしたりすると、体内の毒素・老廃物が排出されて、血行がよくなる。
冷え性の改善	冷え性や低体温、婦人病に悩んでいる女の人は、ヨモギの干葉を煮出した「ヨモギ風呂」で全身を温めるのがおすすめ。皮膚病にもよい。 ヨモギの干葉をそのまま風呂に入れても、アロマとして楽しむことしか意味がないので、いったん煮出してからその汁を湯に入れること。

効用	材料・作り方
虫下し	サナダムシなどお腹の中の虫を下すのに、戦後はヨモギなどを使っていた。生のヨモギの葉をすり鉢ですって水を加え、盃1杯くらい飲ませる。すると不思議、効果てきめん！ （ヨモギの代わりにフノリを使うこともあったよ。）
切り傷の止血	ヨモギの生葉を揉んで傷口に当てると、出血がピタリと止まる。殺菌力にも優れているからありがたい。
母乳の増進	お餅にヨモギを搗き込むと、お餅に粘りが出る。それを食べると母乳の出がよくなる。
造血・浄血・止血 生理痛の緩和	新芽を塩茹でにして水にさらして和え物やおやつのお焼きにして食べる。またはカラカラに干してお茶にして常日頃から飲む。あるいは、生のまま味噌汁やペペロンチーノなどの料理に使う。新芽の時期を過ぎた5～6月ごろなら、クヌギの灰(なければ野草の灰)と一緒に茹でてアクを抜く。 （一度刈ったあとに生えてきたヨモギの芽を新芽と間違えて食べる人がいる。4月以降のもので新芽のものはないので、気をつけて。）

7

ヨモギの焼酎漬け

【用意するもの】
ヨモギ　35度の焼酎　広口ビン

【作り方】
❶朝採りのヨモギをおてんとうさんに半日干して水分の陰性をとばす。
❷ザクザク切って広口ビンに入れ、焼酎をひたひたまで入れて漬け込む。
❸1カ月経ったら中身を取り出す。3年以上効果がある。

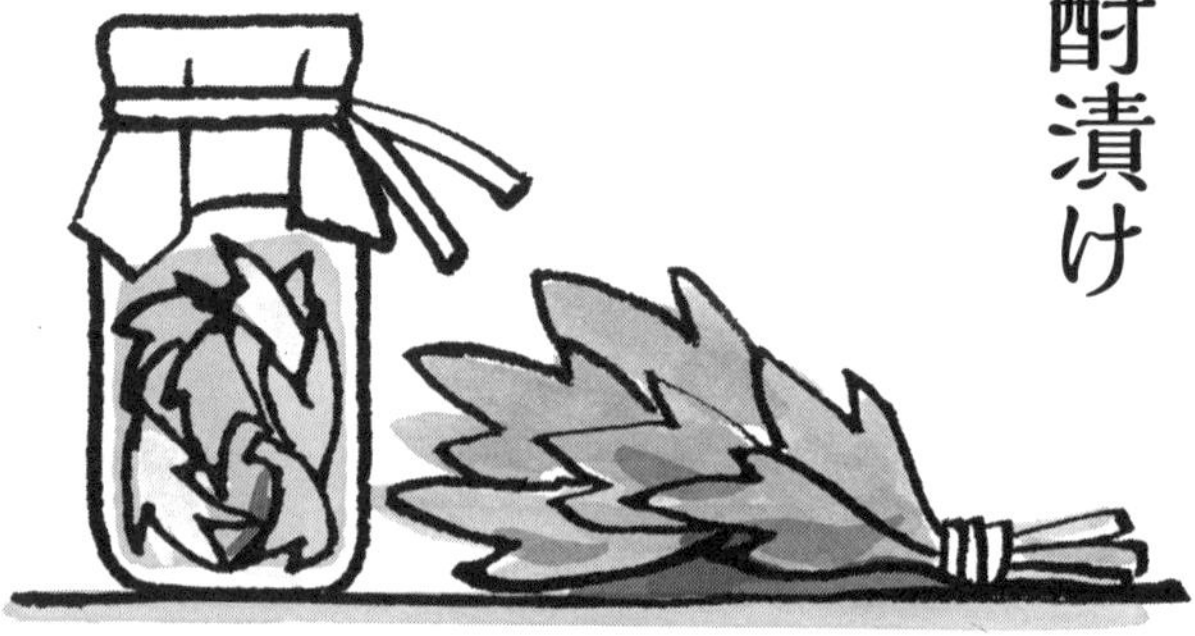

ヤケド、切り傷、フケ、かゆみ、打ち身、虫刺されに効く。アレルギー、アトピー、皮膚炎には、少し薄めて使う。ヨモギの代わりにドクダミの葉を使ってもよい。作り方はヨモギと同じ。

ばあちゃんがいま日本人に伝えたいレシピ

8

ヨモギの落とし団子

【材料】

ヨモギの新芽　ゴボウ　ダイコン　ニンジン

小麦粉　米粉　昆布　ネギ　塩

【作り方】

❶ヨモギの新芽を摘んで洗って刻み、すりばちに入れる。小麦粉とくず粉を少々入れて水と塩を少々加え、柔らかい団子をねってスプーンですくう。

❷削いだゴボウ、ダイコン、ニンジンをごま油で炒め、昆布だしをそそぐ。

❸野菜に火が通ったら、落とし団子をくっつかないように入れ、団子に火が通りだしたら合わせ味噌を入れて、ネギをちらして火を止める。

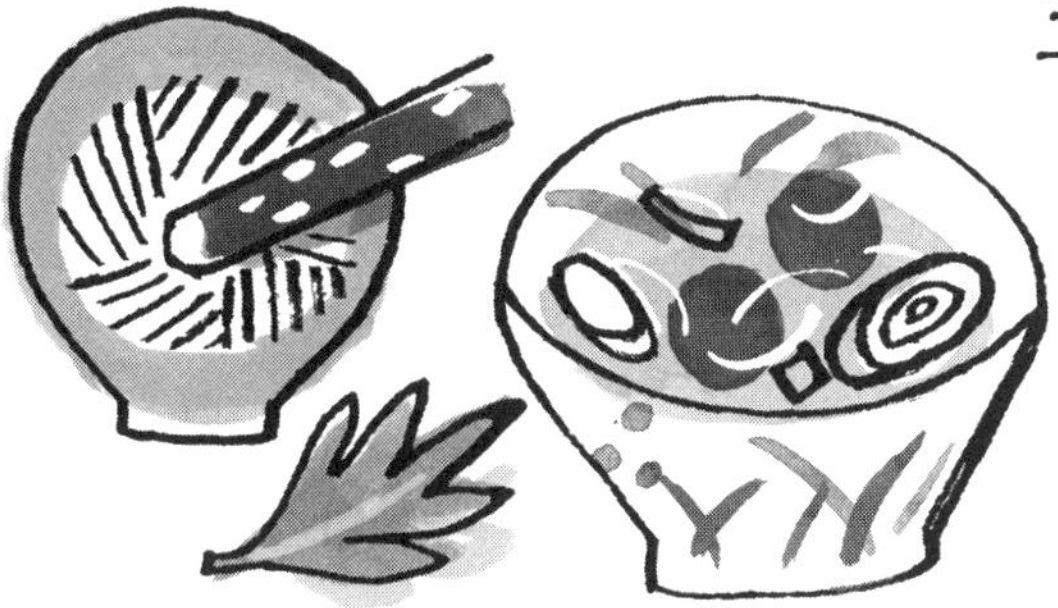

草団子、ゴマ豆腐、味噌汁の具、ペペロンチーノ……ヨモギはどんな料理にも合うよ。

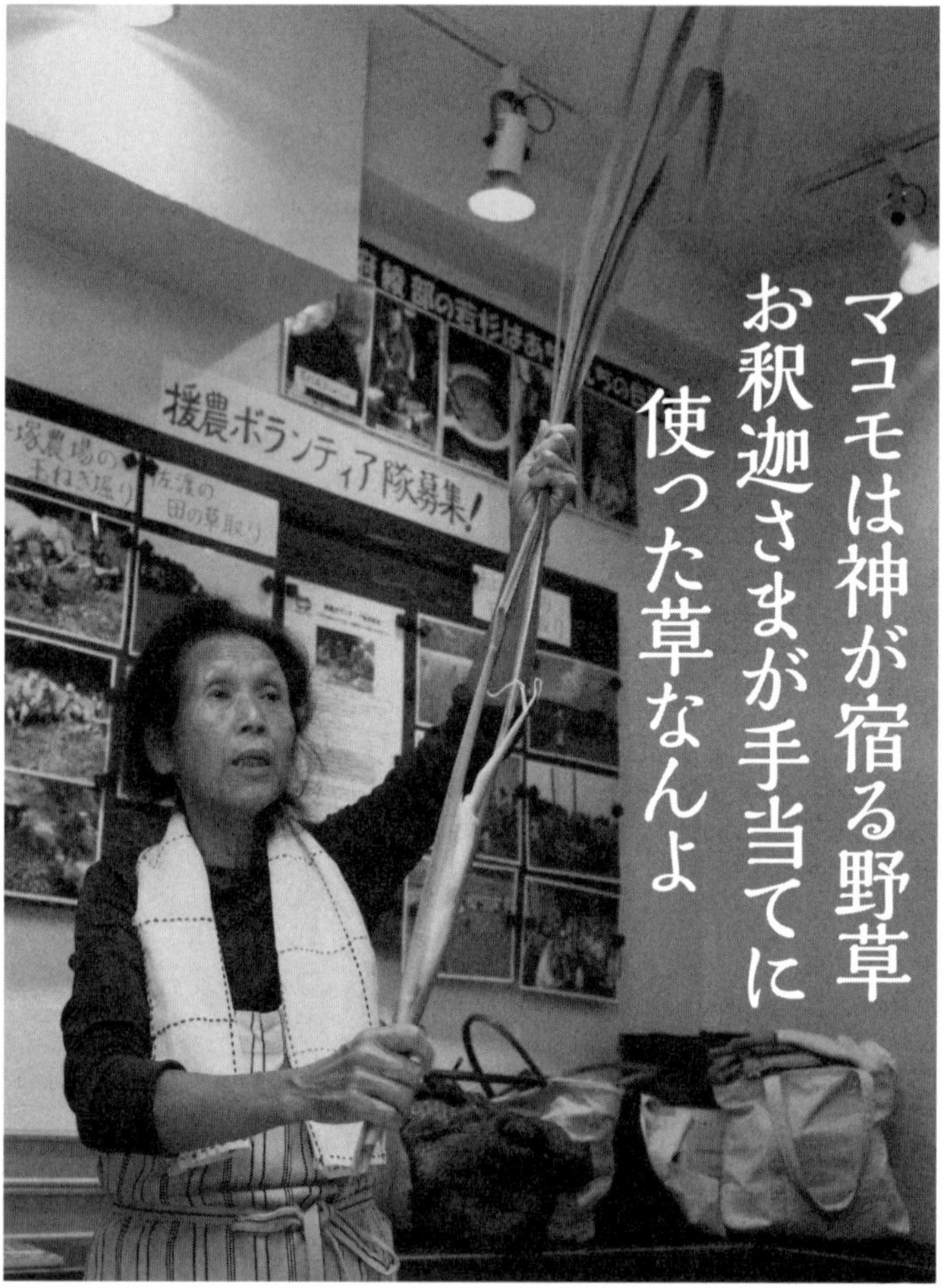

マコモは神が宿る野草 お釈迦さまが手当てに使った草なんよ

最近ようやく少しずつ脚光を浴びるようになってきたマコモ（真菰）やけど、長い間忘れられた神代の植物。

マコモは沼や川、田んぼや水路などに自生するイネ科の多年草で、春に芽を出して夏には二メートルほどにも成長する。黒穂菌が付着した茎の部分は、タケノコに似た「マコモタケ」が採れる。

驚くのは、この植物が、いまから六千万年から一億年前も現在と同じ姿だということ。マコモの化石が発見されてそれがわかったわけやけど、これほど長い間姿かたちが変わらない植物は他にないらしいんよ。

日本に稲作が渡来する弥生時代以前は、日常食のひとつとして食されていたようで、いわばお米の御先祖さんです。縄文中期の遺跡からも雑穀やドングリなどとともに出土している。稲作渡来以後はあまり食されることはなくなったようやけど、それでも古代の人たちにとっては親しみ深い植物で、日本最古の書物『古事記』『日本書紀』『万葉集』にも記載されている。『万葉集』には「コモ」を詠んだ歌が二十以上もうたわれているんよ。

それに出雲大社では、マコモが注連縄《しめなわ》に使われていたり、毎年六月一日に涼殿祭「マコモ神事」が執り行われたりもしている。お釈迦さまが病人をマコモで編んだムシロに寝かせたり、マコモ茶を飲ませたという話も伝わっている。

　このマコモがいま脚光を浴びているのは、新しい食材として注目され始めたからなんやけど、もちろん効用もいろいろ持っている。マコモの葉やマコモタケには浄化作用があって、これをお茶にして飲むと、血液を浄化したり、細胞が元気になったり、腸の蠕動《ぜんどう》運動をうながしたり、善玉菌を増やしてコレステロールを減らしたり、血糖値の高い人のインシュリンの分泌を活発にしたりすると言われている。

　くわえて、マコモを母体として育つ「耐熱菌」と呼ばれる微生物がすごいんよ。細菌類は通常80℃ぐらいの熱で死滅するというのが常識やったけど、このマコモの耐熱菌は数百度の高温にも耐えられる。

　マコモを調理したりお茶にして飲んだりして人体に摂り入れると、体内の老廃物や毒素がゆるやかに体外に排出されたりする。マコモがもっているケイ素は有害物質も排出する効果もあるので、現代人には特におすすめ。魚や鳥はマコモの効用を本能的に知っているので、病気になったり傷ついたりするとマコモのそばにやって来て治すんや。

これだけの効用が期待できるマコモは「神が宿る」聖草なんや。食べる期間が短いので、その間にたくさん食べたりお茶で飲んだりして、実感してみてください。

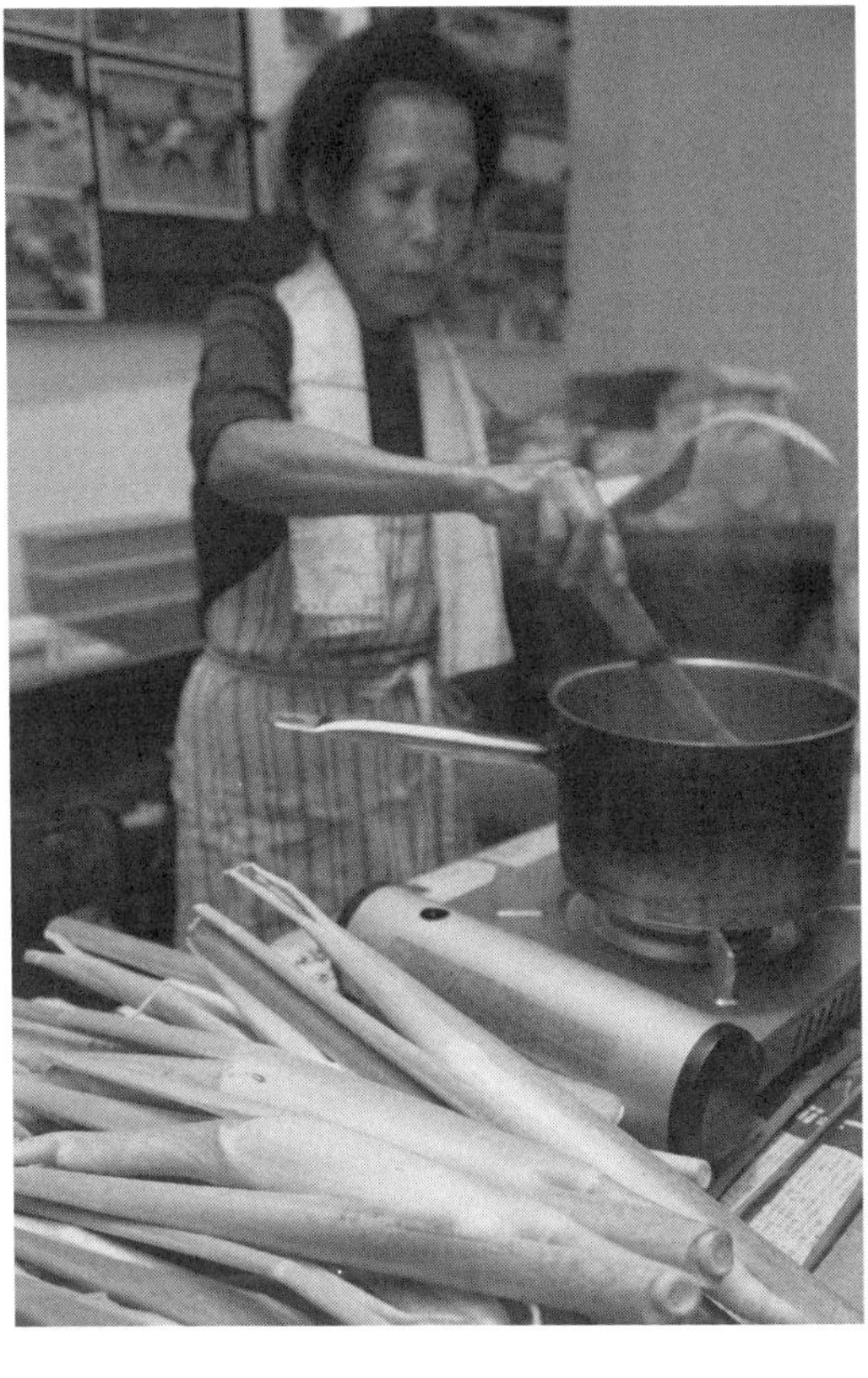

ばあちゃんがいま日本人に伝えたいレシピ

9

マコモごはん

【材料】

マコモタケ　米　人参　油揚げ　ひじき　塩

昆布ダシ　塩　うす口醤油　酒

【作り方】

❶ごはんを炊き上げる。

❷マコモタケのみじん切りを油で炒めて、ひじき、人参、油揚げを入れ、酒、みりん、醤油で味つけをする。

❸それを炊き上がったごはんに混ぜ込んで、できあがり。

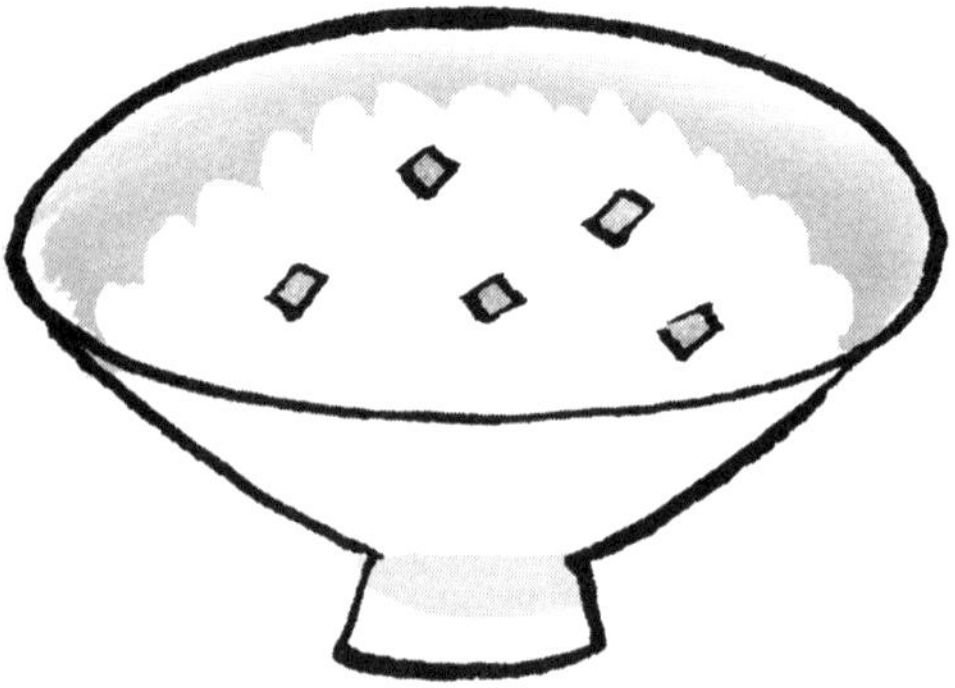

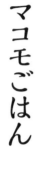

マコモタケは、蒸す、焼く、揚げる、炒める、煮る、酢のものにする、漬ける、どんな料理にして食べてもよいよいづくし。

ばあちゃんがいま日本人に伝えたいレシピ

10

マコモタケと油揚げの炒め炊き

【材料】

マコモタケ　油揚げ

【作り方】

❶大きくそぎ切りにしたマコモタケを、ゴマ油と一つまみの塩を入れて炒める。

❷油抜きした油揚げを入れて、酒、みりん少量と二種の薄口、濃口の醤油で味をつける。

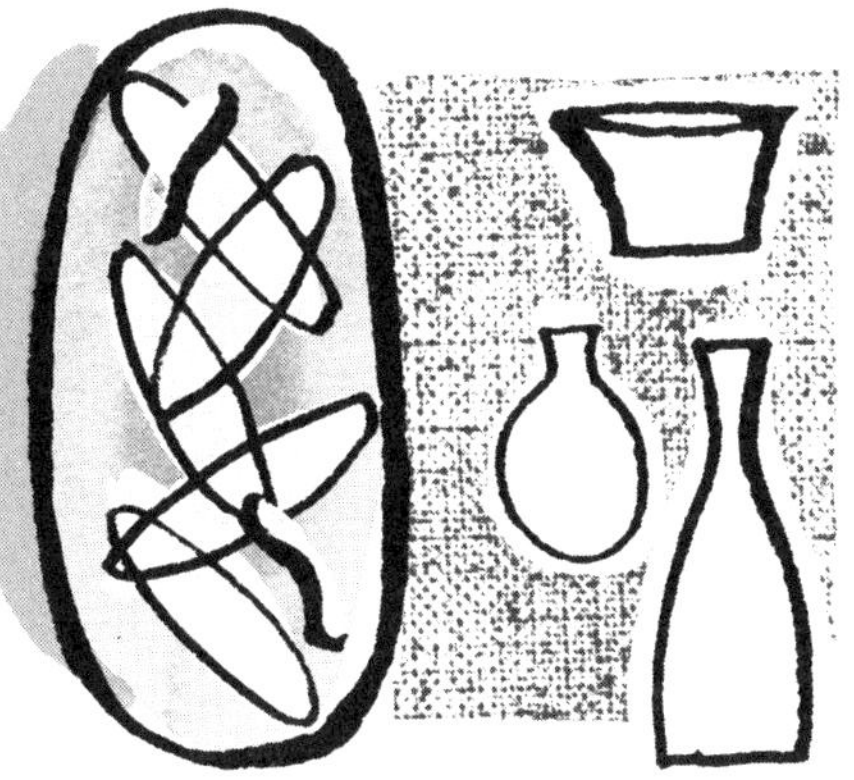

細切りにしたマコモのキンピラも絶品。何も入れず、味付けは塩コショーだけ。アスパラガスとタケノコとのあいの子のような食感。天ぷらにしても、子どもから大人まで広く喜ばれるよ。

店で買った七草より自分で摘んだ一草がええ

『万葉集』は日本に古代の万葉人が残した詠みことばで、その短い歌の中に当時の人々の感性が溢れるように伝わってくる。その『万葉集』には、草花を詠んだ歌が千五百首以上もあるんよ。野草を詠んだ歌ももちろんある。なかでも有名なのがこの一首。

「石《いわ》ばしる垂水《たるみ》の上のさ蕨《わらび》の
萌《も》え出《い》づる春になりにけるかも」（志貴皇子《しきのみこ》）

早春のおとずれを素直に詠んだ、清々《すがすが》しい歌やね。

「若菜摘み」を詠んだこの歌もいいね。

「君がため春の野に出でて若菜摘む
わが衣手《ころもで》に雪は降りつつ」（光孝天皇）

早春の野の草を摘む「若菜摘み」は、身分の上下を問わず、昔はさかんに行なわれとった。今は、セリ、ナズナ、ゴギョウ、ハコベラ、ホトケノザ、スズナ、スズシロが「春の七草」とされているけど、呼び名と実際の草はかならずしも正しく対応してはいなかったようで、地方によっては別の野草が数えられることもあった。

また、秋の七草を詠んだ歌もあるよ。

「秋の野に咲きたる花を指折《およびお》り
かき数ふれば七種《くさ》の花」（山上憶良《やまのうえのおくら》）

春の七草や秋の七草のほかに、アカザとかイノコヅチとかの入った「夏の七草」なんてのもあった。もっともこれは万葉の時代の話やなくて、第二次大戦中の食糧難の時代に考えられたものやけどな。

まあ戦時中の苦しまぎれの「夏の七草」はともかく、万葉の人びとにとって野草は、歌の題材としても食用としても、とっても身近なもんやったんやね。

「七草がゆ」は、邪気を払い、冬場に溜った毒素を体外に排出するため、早春の七草を摘んで粥にして食べる風習は、万葉の当時からあったもので、現在でも続いている。つまり千年以上、たぶんもっとずっと昔から、続いている日本古来の伝統的な風習でしょう。考えてみたらすごいことや。

その伝統の七草がゆも、近年おかしなことになっとる。

早春の野に生えている若草を自分で摘んで食べるのが、七草がゆ。自然のものだから、もちろん七草全部が揃わないことも当然ある。それなのにやな、今は自分で野原で摘まなくても、スーパーに行けば、「セリ、ナズナ、ゴギョウ、ハコベラ、ホトケノザ、スズナ、スズシロ」の七種類きっちり揃った「春の七草がゆセット」が手に入る。つまり、ビジネスになっとるわけや。

もちろんその七種類に、野原で摘んだ天然地生えの野草はひとつもありゃせん。全部、人工の水耕栽培。そんなもの、体にとって良いわけはない。早春の野に生える若草の清々しい生命力をいただいて活力とする、という七草がゆの本来の主旨に反している。本末転倒もいいところや。このくらいのことを自分の頭で考えて判断する人が、いったいどのくらいおることやら。

スーパーで「七草がゆセット」を買うよりも、七種類も集まらなくていいから、自分の土地に生えている草を一つか二つくらい摘んで草がゆをつくって体を癒してあげたほうが、本当に正しいことなんではないやろか、とばあちゃんは思う。

私たちの御先祖さんは、日本の国土で採れた在来の食べ物だけで三千年の伝統の文化を創り、それを親から子へ、子から孫へと伝承してきたわけ。すごい遺産、財産ですよ。私たちの親たちは長い経験や体験を身につけて子孫に残しているのやから、それを学び直す、温故知新、旧きを訪ねて新しきを知るときに来ているとちがいますか、とばあちゃんはつらつらと思っておるわけなのです。

ばあちゃんがいま日本人に伝えたいレシピ

11 ばあちゃん流 草がゆ

【材料】
ナズナ　スズシロ　スズナなど　塩

【作り方】
❶三分搗きの米に水をたっぷり、塩を少々入れて、おかゆを炊き上げる。
❷炊き上がったおかゆに、摘んできた草をそれぞれ小さくみじん切りにして、塩をまぶしてから、炊き上がる寸前のおかゆの中に入れて、炊き込んで火を止める。

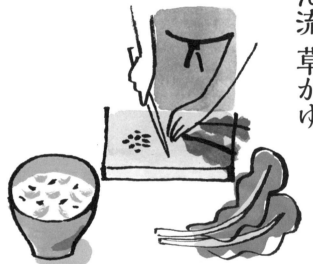

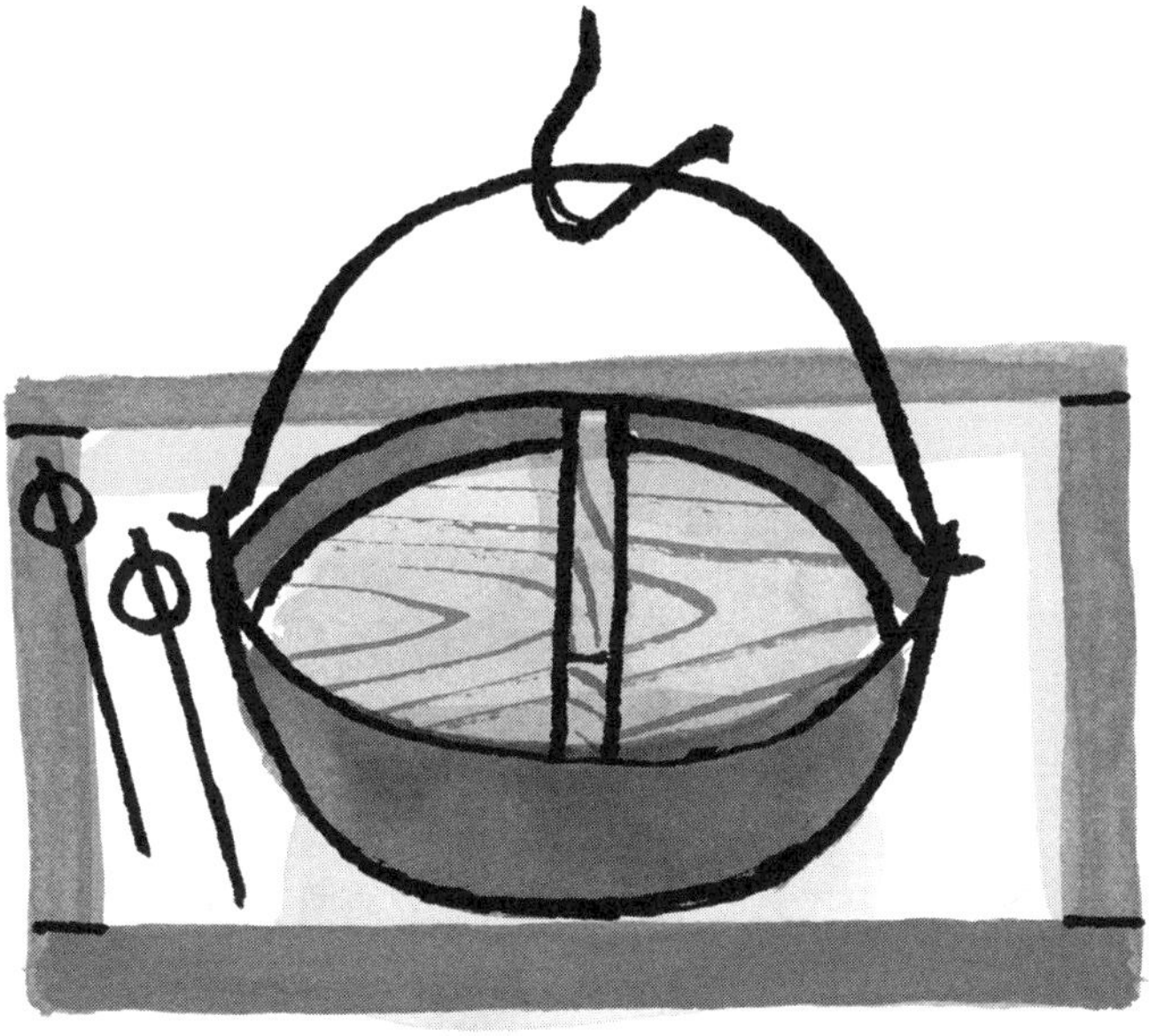

※日本列島は北から南に長い。北は大雪で天然自然の自生えは手に入らないから、無理に七草をそろえなくても、せめて二品でもよい。野草のもつ自然の生命力をいただこう、というのが七草がゆを食べるねらいなんやから、その時その場で採れた野草をかゆにして食べる、それでええんよ。“身土不二”が最高。

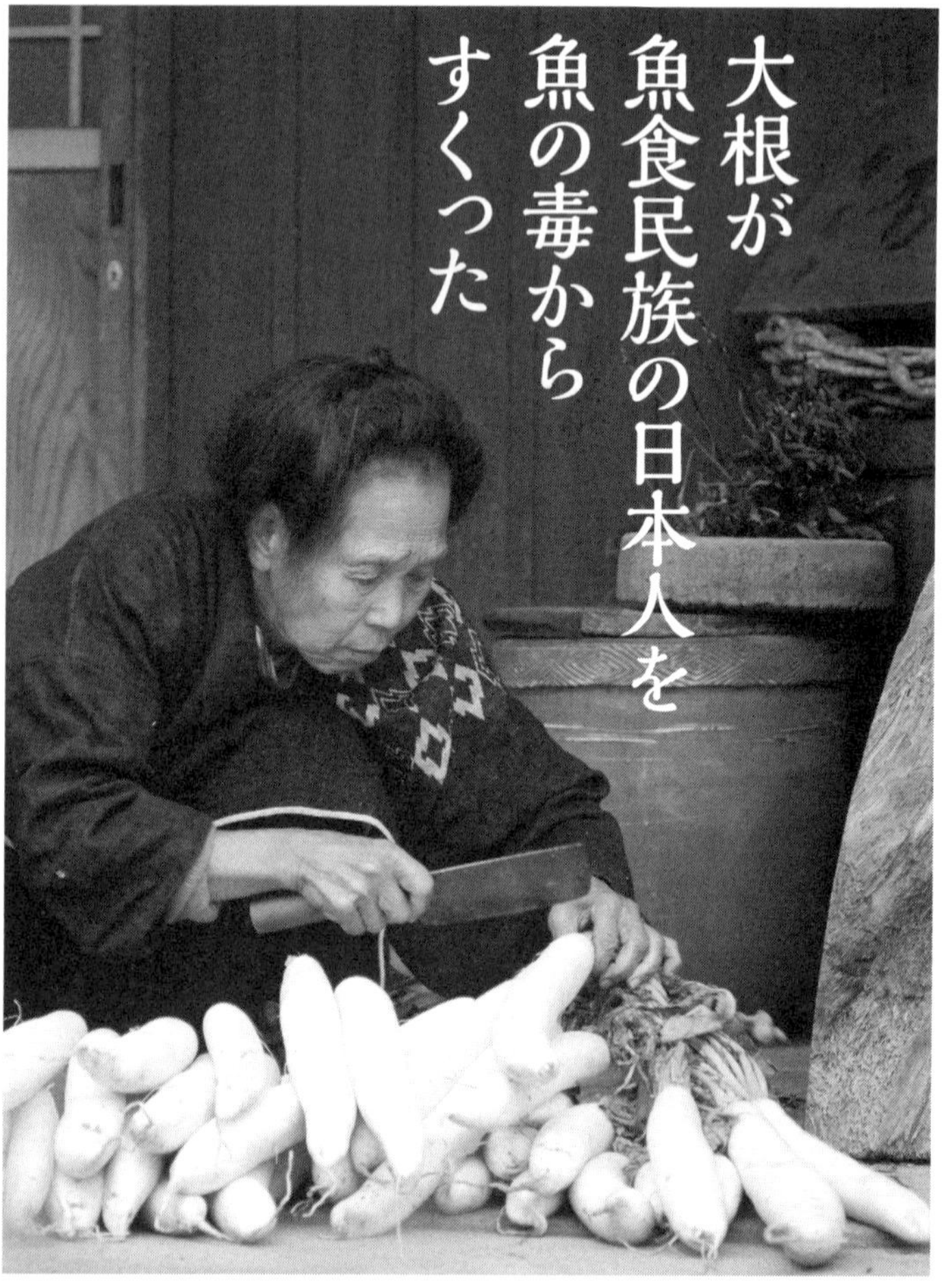

大根が魚食民族の日本人を魚の毒からすくった

大根はいくら食べても当たらないから、売れない＝当たらない役者のことを〝大根役者〟と呼んでいた。それほど大根が消化にいいことはよく知られているね。

大根に含まれる消化酵素のジアスターゼが、魚のタンパク質や脂肪を消化・分解してくれる。つまりは、大根が魚の害から日本人の体を守ってきたんや。焼き魚に大根おろし、刺身のつまに千切り大根、鍋物にはポン酢に大根おろし。魚を食べるときの付け合わせ、食べ合わせ、取り合わせで、いつも大根が登場する。ほんとうによく考えられていると思う。これが陰と陽の調和で、これこそ病気の予防医学や。

大根は天ぷらの油の分解にはたらき、ご飯のでんぷんの消化剤でもあるすぐれもの。餅を搗《つ》いたあとの臼《うす》や杵《きね》は、大根汁で洗うと、くっついた餅がきれいに落ちる。昔の人の知恵はあっぱれや。

それだけじゃあないよ。昔の人は風邪をひいて熱があると、大根をおろして熱湯入れて一気に飲んで、ふとんをかぶって寝ていた。そうしていると、大根がもつ解熱・発汗・利尿が働いて、すぐに元気になっていたの。

ことわざに「大根どきの医者いらず」というのがあるように、大根はいわば

「食養の風邪薬」。かの桜沢如一も、解熱・発汗・利尿剤としての大根のすぐれた薬効に着目して、「第一大根湯」「第二大根湯」というものを教えている。

とにかくたくさんの日本人は大根に助けられ救われてきたんよ。もし日本に大根がなかったら、日本人はとうの昔に絶滅していたにちがいないかもね。


日本には元来たくさんの種類の大根があった。甘いのや辛いの、丸々としたのやねじれているの、いろんな味と形の種類が各地方で栽培されていたもんやった。記録によると、百種類以上の大根があったそうや。

ばあちゃんの家は畑に在来の種が自然にこぼれて、花が咲く季節になると畑は真っ白い大根の花で溢れ、それはそれはきれいやった。今はシカに食われて絶滅危惧種。でも、ばあちゃんがその種を差し上げた人たちは、「ばあちゃんの大根」と呼んで大切に育ててくれて、収穫した大根を持ってきたり送ってくれたり。ありがたいことです。

ところが、その大根も人間がおかしくしているから困ったもんだ。いまやその大根にも魔の手が伸びて、在来や固定種の大根が消えかかっている。

代わって巾を利かせているのが、青首大根、別名「ビタミン大根」と呼ばれ

12

大根湯

第一大根湯

【材料】大根　ショウガ　醤油　三年番茶

【作り方】
❶盃3杯の大根おろしに、ショウガおろしを少々、醤油を盃に1杯、三年番茶を150cc以上入れてかきまぜ、熱々を飲む。

第一大根湯を飲んで布団に入り40分くらい蒸し状態にすると、全身から汗が噴き出て熱が下がる。下着が濡れてきたら着替えること。

第二大根湯

【材料】大根おろしの汁　塩

【作り方】
❶盃1杯の大根おろしの汁に、盃1杯の湯を入れてさっと煮立て、塩を少々入れて熱いうちに飲む。

大根おろしは腸に、おろし汁は腎臓に届く。利尿効果がある。

るやつや。全国で栽培されている大根のじつに98％が、この青首大根。この大根は陰性・遠心性が強く、どんどん葉が上に伸びて首が青い性質をもっている。寒くなると青い首は裂けたり割れたり倒れて腐ったりする。

それに引きかえ在来種の大根は陽性が強くて、タンポポの根っこのように土の奥深くまで根を伸ばして大地にしがみついているから、大人の男の力でなけりゃよう抜けんもんやった。だけど、青首大根は女や子供の力でも簡単にスポッと抜けてしまう。なぜそうなのか。それは、抜けやすい形の大根を人為的につくったからや。

そんなわけやから、「大根どきの医者いらず」と言ったのはもう昔のことで、今はむしろ「大根どきの医者通い」と言うほうが合ってるかもしれんなあ。

（貴重な在来種のタネを扱っている業者を欄外に紹介しておきます。）

＊畑懐（はふう）㈲浜名農園
〒430-0851 静岡県浜松市中区向宿 2-25-27
TEL 053-461-1482　http://ameblo.jp/hafuu-kougousei/
＊野口のタネ
〒357-0067 埼玉県飯能市小瀬戸 192-1
TEL　042-972-2478　http://noguchiseed.com/

ばあちゃんがいま日本人に伝えたいレシピ

13

ばあちゃん流　ふろふき大根

【材料】
大根　ネギ　昆布　醤油（うす口とこい口）　味噌
ゆずの皮

【作り方】
❶大根は皮付きのまま輪切りにし、米のとぎ汁で茹でてアクを取る。
❷土鍋に昆布を敷いて、茹でた大根と水を入れ、沸いたら酒を少々加える。
❸うす口醤油とこい口醤油で少し味をつける。
❹ネギをみじんにきざんでフライパンで炒め、そこに手前味噌を入れ、少し煮汁を加えて、ネギ味噌をつくる。
❺ふろふき大根にねぎ味噌をのせ、ゆずの皮のみじん切りをちらして食べる。

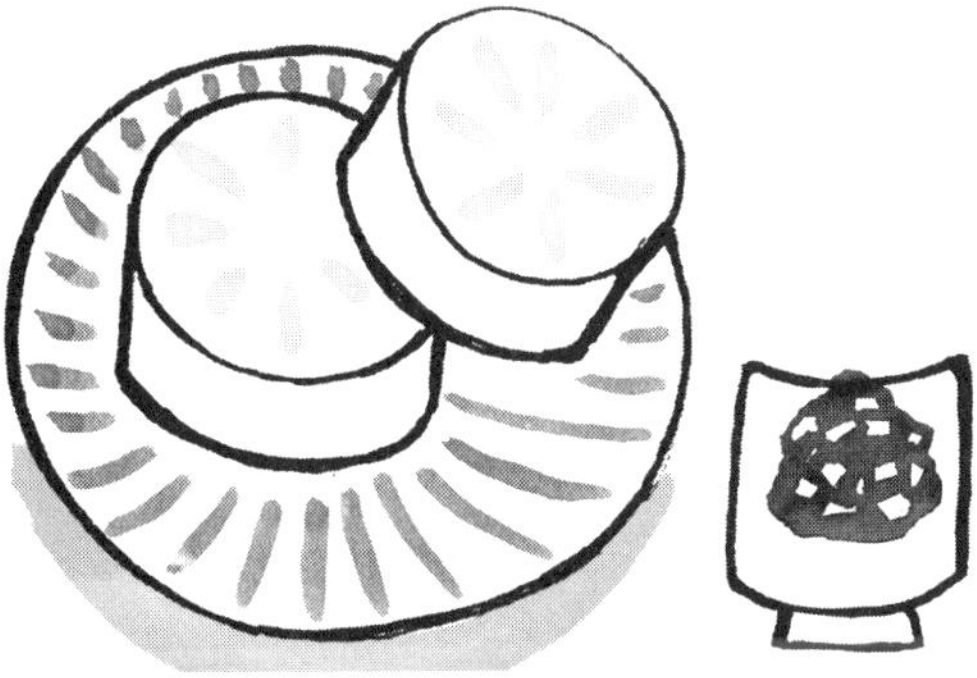

たくあんは三つ身を切る五つ胃を切る

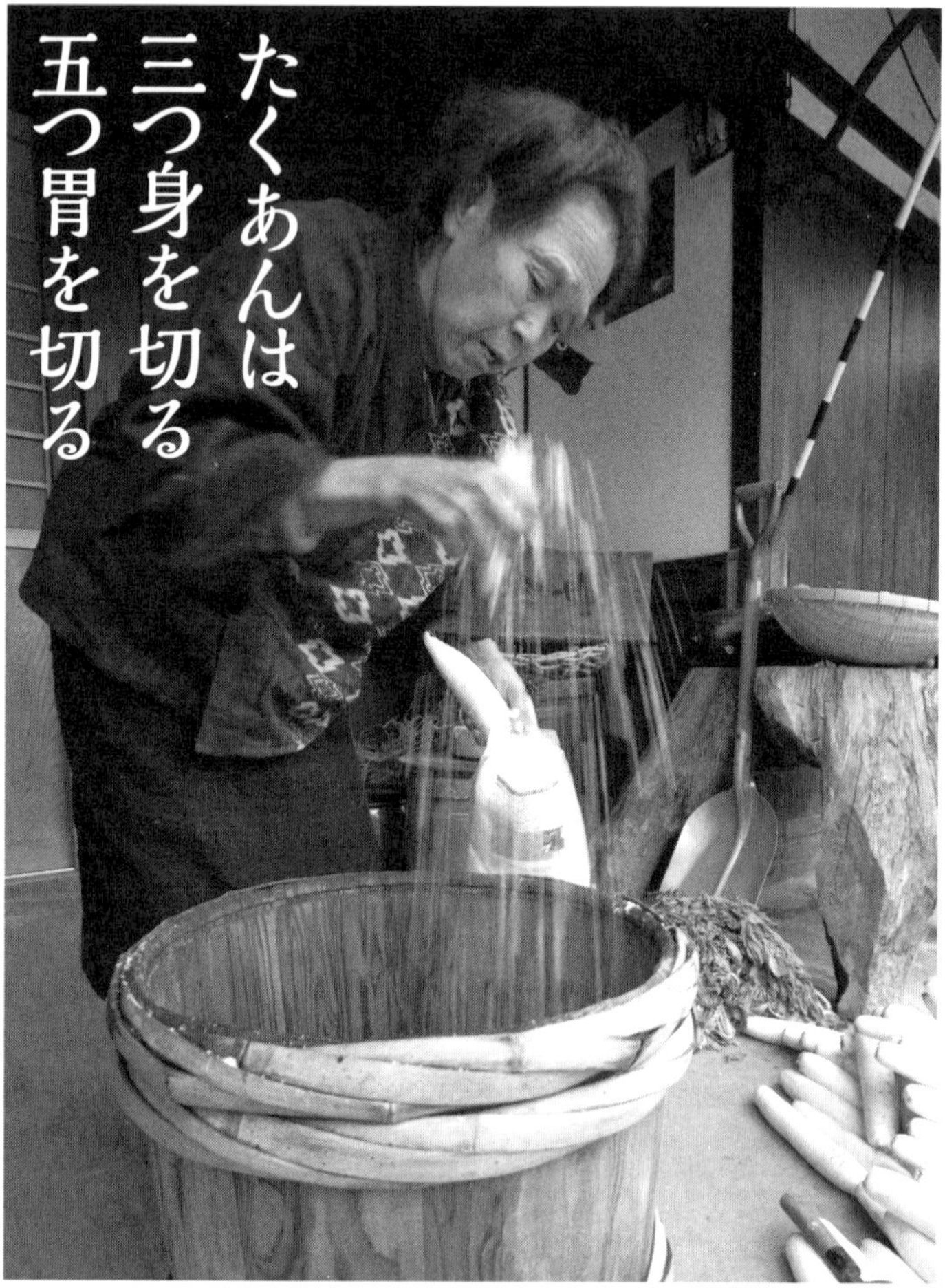

ただでさえ薬効のある大根を、さらにお天道様に当てて干して陽性にしてから、塩漬けにして重石《おもし》をし、長いこと時間をかけて発酵させたのが、たくあん漬け。

「たくあん」という名前そのものは、かの剣豪宮本武蔵の心の師だった沢庵和尚（一五七三年〜一六四六年）が考案したのがその由来とされているけど、それ以前から日本の各地で冬の風物詩として、昔はどこの家でも漬け込み、その家々に味があり、お茶うけのほとんどが漬け物だった。

干した大根に糠《ぬか》や塩をまぶし、それにクチナシの実や干し柿の皮なんかをうまく調合させ、発酵と熟成を待ってできあがるたくあん漬けのおいしいことったらありゃしない。言ってみれば、たくあんは「発酵民族」であるわたしたち日本人の歴史と知恵の結晶なんや。

とにかくおいしいから、つい食べ過ぎる。保存食やのに、すぐなくなってしまうので、昔の人は「たくあんは 三つ身を切る 五つ胃を切る」とことわざをつくって、大事に食べるよう教えていたの。

まずたくあん一枚で米の飯を食べ、食事の後は茶碗に湯を注いで、残り一枚のたくあんをつかってご飯粒を一粒残さずさらって食べる。慎ましい食事作法は、躾で教えていたわけ。

最近は世界的に「日本食ブーム」らしいね。和食がユネスコ（国連教育科学文化機関）の世界無形文化遺産に登録されたっていうやないの。でも、肝心の日本人に和食離れが多いのに、これも変な話やけど、まあ和食が見直されている傾向自体は悪いことやない。これから若い人が温故知新の精神で、先祖が残した日本の伝統食を学んで、日本人と世界の人に伝えて、世の中を変えてもらいたいもんだ。

さてそのたくあん、古くなったら煮物にしてもおいしいよ。

ばあちゃんがいま日本人に伝えたいレシピ

14

古漬けたくあんの煮物

【材料】
古漬けたくあん　酒　みりん　昆布だし
醤油（うす口とこい口）

【作り方】
❶古漬けのたくあんを薄く切って水にさらし、臭みと塩気を取る。
❷熱湯でさっと茹でたら、水に洗ってしぼる。
❸土鍋に油を入れて軽く炒めて、少量の昆布だし、酒、みりん、二種類の醤油をくわえ、弱火でコトコト煮る（あまり煮すぎないように）。

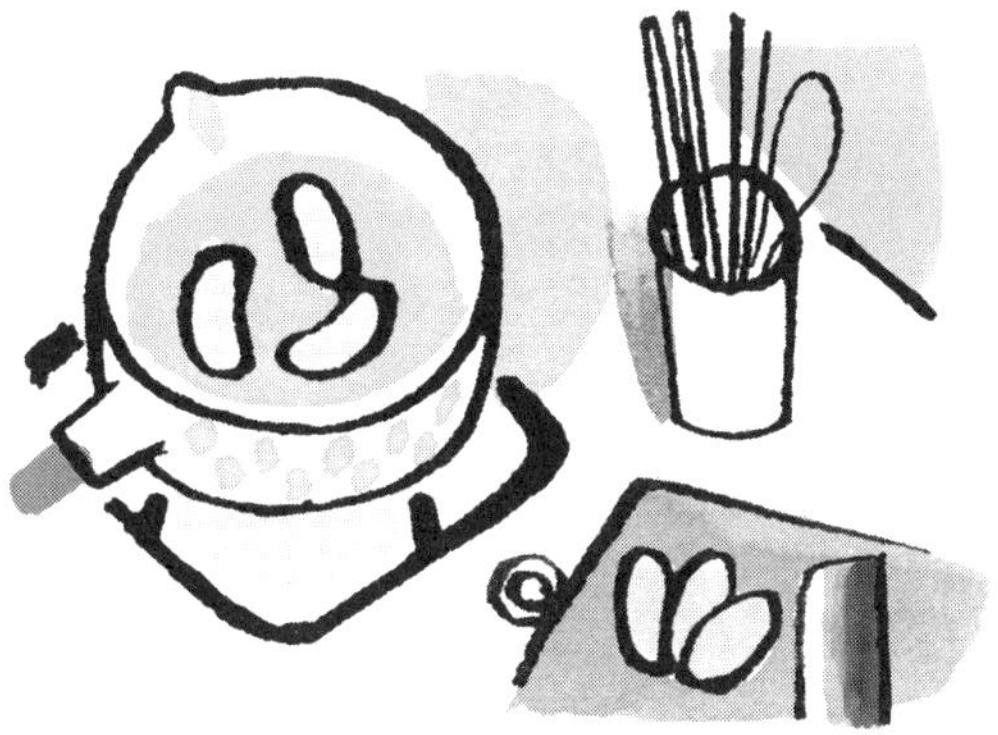

古漬けたくあんは水にさらし過ぎず、塩気をほどよく残すこと。

15 海苔巻き三種

たくあんの海苔巻き

【材料】
たくあん　酢飯　海苔

【作り方】
❶たくあんを薄く千切りにし、水で洗って少し塩気を取る。
❷ごまを炒ってまぶし、ショウガ汁をかけてまぜる。
❸海苔を半切りにして酢飯をのせ、たくあんを芯にして巻く。

かんぴょうの海苔巻き

【材料】
かんぴょう　酢飯　海苔

【作り方】
❶かんぴょうを少し濡らして塩でもみ洗いする。
❷だし汁に調味料を加え、かんぴょうを弱火で煮る。
❸海苔の長さにかんぴょうを切って、半切りの海苔に酢飯を盛って巻く。わさびと一緒に巻いてもおいしい。

キュウリの梅酢巻き

【材料】
キュウリ　酢飯（梅酢）　海苔　生ワサビ

【作り方】
❶キュウリをスライスして、梅酢を水で薄めた中に漬け込む。
❷漬かったら梅酢をしぼり、炒ったごまををパラパラ振って、生ワサビを塗って、海苔巻きに巻く。

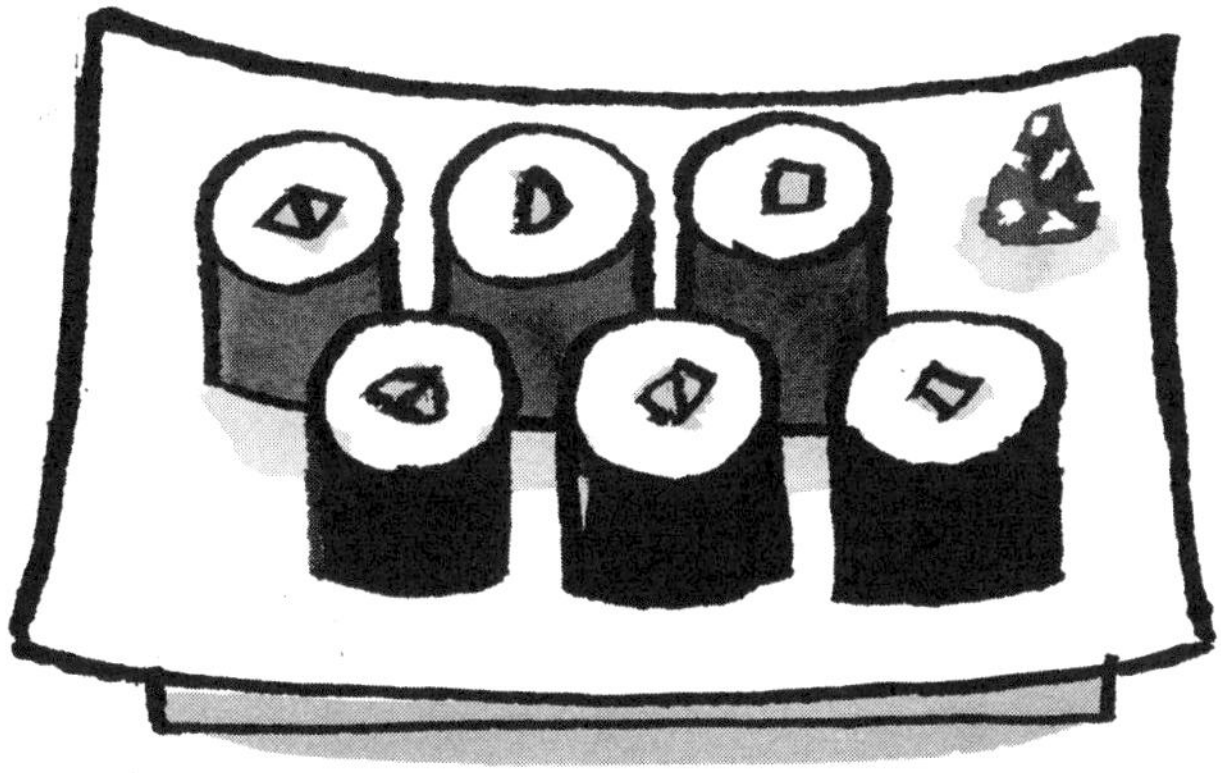

夏はキュウリが採れすぎるので、棒状に切ったものを甘辛く炊いたり、あるいは甘酢に漬けて巻いたり、簡単で手早く作れる。

日本人だけが真価を知る野菜 ゴボウは皮を食え

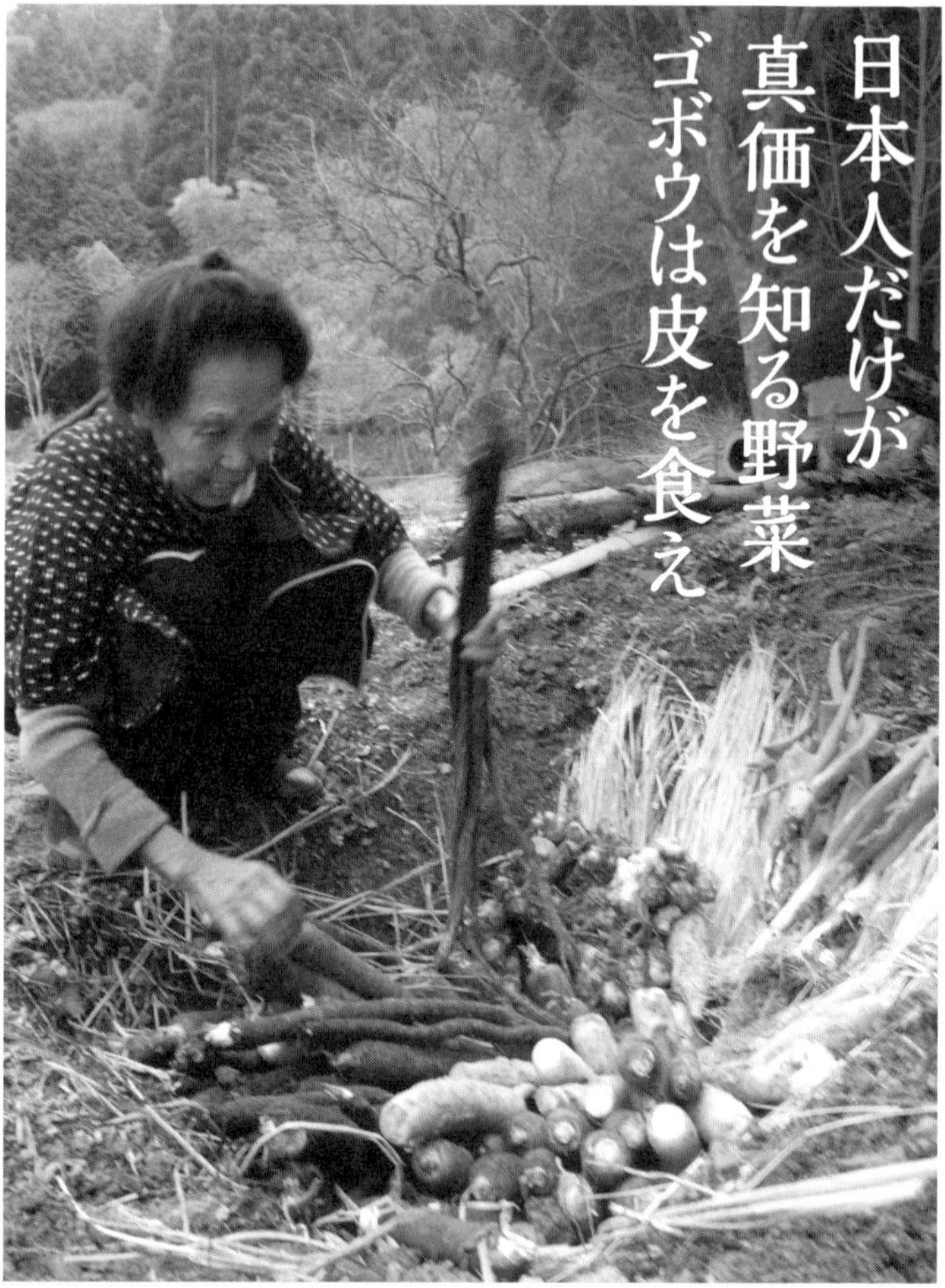

どこまでもしつこく徹底的に、という意味の「根掘り葉掘り」という言い方があるやろ。日常会話でもふつうに使われる、だれもが知ってる言葉やけど、あれには「牛蒡《ごぼう》の根まで」という下の句があることは、案外知られていないね。

地中深くまで延びるゴボウの長い根っ子は、陽性の証拠。食物繊維のかたまりやし、利尿作用や魚の害を減らす解毒効果もある。血糖値も下げる。ゴボウの繊維は便秘にもよい。老化を遅らせるポリフェノールも含んでいる。いいことづくめの野菜なんや。

だけど、いまひとつ人気がない。世界でゴボウを食べているのは、台湾で少し食べられているのを除けば、日本ぐらいなもんなんやってね。

とくに欧米人には、木の根っこにしか見えんらしい。戦時中に日本軍の捕虜になって捕虜収容所でゴボウを出されたアメリカ人が、日本の収容所の食事はひどい、木の根っ子まで食べさせられた、あれは捕虜虐待だ、と戦後になってから訴え出て裁判にまでなったことがあるというからね。

ゴボウの有効成分の多くは、皮の部分にある。ゴボウ独特の風味も、皮あってのもの。そやからゴボウの食べ方のコツは、泥を落とすぐらいにして、皮を削がないこと。水にさらしてアク抜きをしないようにしていただきたいね。

ばあちゃんがいま日本人に伝えたいレシピ

16

ゴボウめし

【材料】

ゴボウ　米　昆布　酒　みりん　醤油　塩

【作り方】

❶米を洗い、昆布を一枚入れて水に浸す。
❷酒と塩を入れてごはんを炊く。
❸ゴボウを洗って、皮をむかずに削ぐ。
❹削いだゴボウを、厚手のフライパンにゴマ油を入れて、右回転で炒める。
❺少し水を入れてゴボウが柔らかくなったら、酒、みりん、醤油で味をしっかりつける。
❻炊き上がったごはんに混ぜこみ、ごまを振ってできあがり。

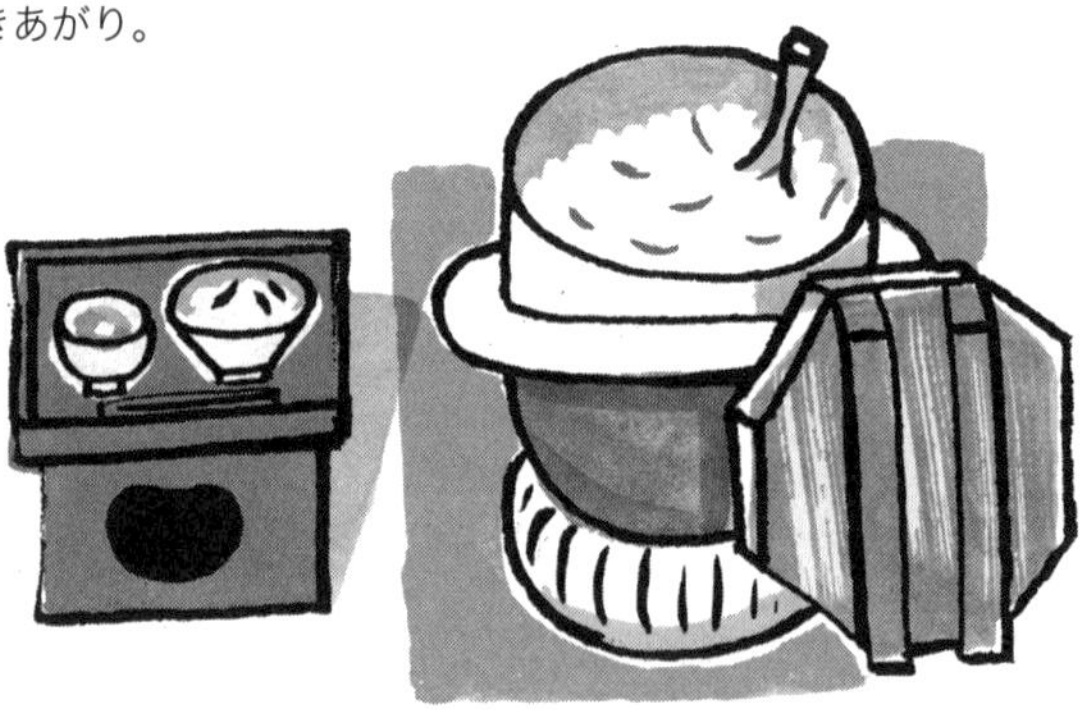

食養では、かき混ぜるときは右回転が基本。陽性な宇宙の氣を取り込むつもりで、右回転で炒める。

ばあちゃんがいま日本人に伝えたいレシピ

17

ゴボウと里芋の味噌汁

【材料】

ゴボウ　里芋　ネギ　ごま油　昆布だし　味噌

【作り方】

❶ゴボウは皮をむかず太めのささがきにして、すぐごま油で炒める。

❷里芋は皮をこそいで切る。

❸昆布だしの中に炒めたゴボウと里芋を入れて煮る。

❹煮えたところに味噌を入れて、ネギをちらす。

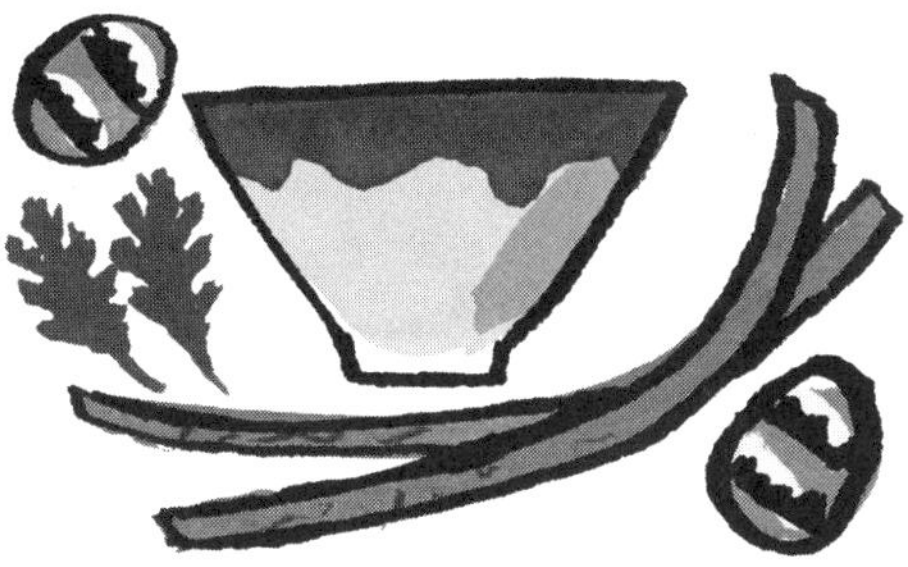

「一物全体」で味わう大地の香りたっぷりの味噌汁。体を芯から温め、五臓六腑に沁みわたるよ。

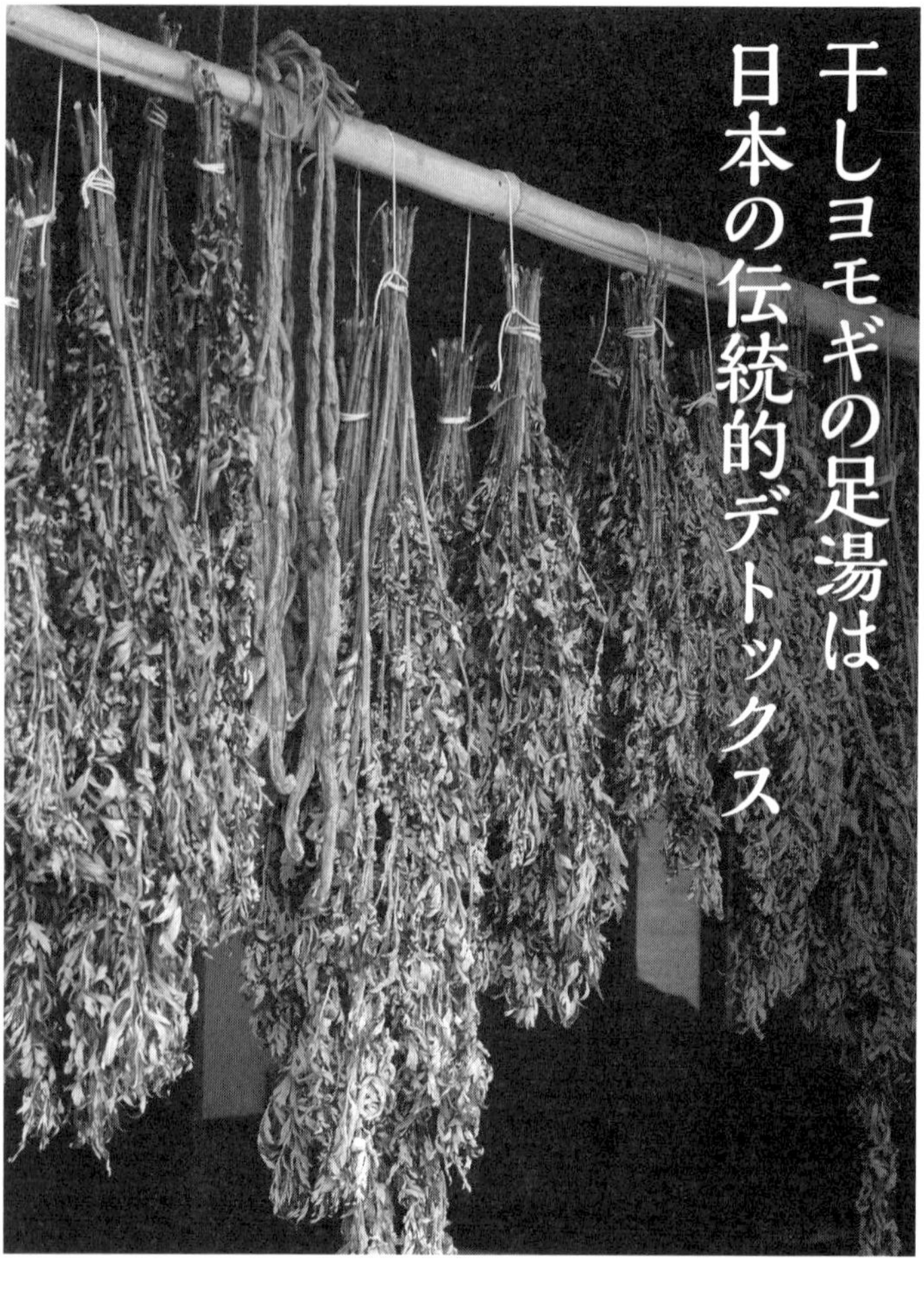

干しヨモギの足湯は日本の伝統的デトックス

現代人の体はさまざまな食毒におかされている。特に動物性のタンパク質や脂肪が体内に溜って、老廃物や毒素になって体調が悪くなっている。

薪を燃やすと、煙突から煙が出る。ススが溜る。同じことが体内でも起きているんよ。動物性のタンパク質や脂肪が体外に排出されずに体内に残って、毒素となる。もちろんそれ以外にも、添加物や残留農薬や環境ホルモンをはじめ——最近は放射性物質まで！——ありとあらゆる化学物質が入って危険が満ちあふれている。

食毒をとりのぞいて自分の体を楽にするのが「デトックス」。そのためのいろんな手当て法があるんよ。

なかでもばあちゃんがおススメしているのが、干しヨモギの足湯。

体がだるい、目まいがする、肩が凝《こ》る、首がこる、頭が痛い、足がだるい、足が冷える、手が冷たい、眠れない、疲れがたまりやすい……等々、体のトラブルのとき、実に簡単、干しヨモギと塩とバケツとお湯さえあれば誰でも簡単に家でできる足湯を試してごらん。

干しヨモギのほかに、大根の葉を乾燥させたもの、ビワの葉、ショウガのおろし汁、マコモの葉なども足湯に使うよ。

■野草を使った代表的な手当て法

野草	こんな症状に	材料・作り方
ユキノシタ	解熱、ひきつけ	5〜6枚の生葉を3カップの水に入れて煎じて冷やして飲むと、子供の熱がとれる。
	耳の痛み	ユキノシタの生葉をすりつぶして絞った汁を、耳の中に二、三滴垂らしてやると、耳の痛みが止まる。
	目の疲れ	ユキノシタの葉を2〜3枚摘んで火で軽く炙り、目に当てて眼帯をしていると、目の疲れがとれて視力が上がる。 葉の裏側のケバのないところを目に当てること。
ツクシ	骨粗鬆症 カルシウム不足	ツクシはカルシウムが豊富な野草。ハカマを取って、ナムルでいただくと骨が丈夫になる。
タンポポ	強壮・強精 貧血	根をよく洗い、細かく切って天日で干して、フライパンでこんがり炒ったものを煎じて「タンポポコーヒー」にして飲むと貧血によい。 柔らかい葉は即席キムチやサラダに。根はキンピラに。母乳不足や陰性体質の人にぜひオススメ。

野草	こんな症状に	材料・作り方
フキノトウ	気管支炎、胃腸炎、心臓疾患	フキノトウの苦みは陽性で求心力が強いことの証拠。心臓病にも良いからフキノトウ味噌をつくる。 さっと塩茹でにして甘酢に漬け、ピクルスにするのもオススメ！
ハコベ 昔は「乳草」とも言っていた。	歯槽膿漏、歯肉炎	天日で干して焼いて灰にする。フライパンで湿気を飛ばした焼き塩とハコベの黒焼きを混ぜ、これで歯茎をマッサージする。
	母乳不足、乳腺炎	生のハコベを包丁で細かく切って味噌汁に入れたり、茹でて和え物で食べると母乳の出がよくなる。
ドクダミ	魚の目、おでき、イボ	葉を5枚ぐらい火に炙ったものを魚の目の上にのせ、包帯で固定して4時間ほどでまた新しいのと取り替える。これを何日か繰り返すと、魚の目の奥にある固い芯も取れる。同じものをおできやイボに貼り付けても効く。

ばあちゃんがいま日本人に伝えたいレシピ

18 干しヨモギの足湯とショウガ油の足裏マッサージ

【用意するもの】

干しヨモギ　塩　お湯　ショウガ汁　ゴマ油

【作り方】

❶干しヨモギに水をたっぷり入れて、20分ぐらいコトコト煮出す。すると茶色いエキスとなる。

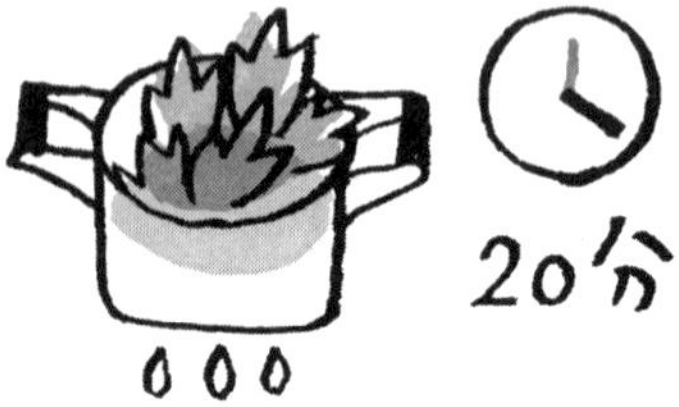

❷煮出したエキスをバケツに注ぎ、塩を一握り入れて、足を入れられる温度にして、25分ほど足湯につける。

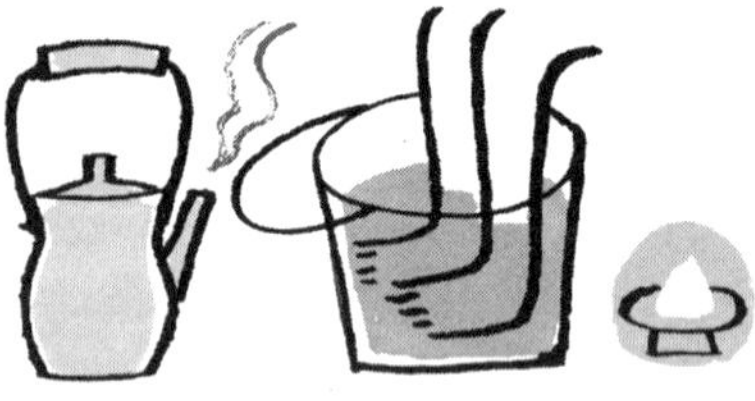

❸この時、お湯がドンドン冷めるので、冷めてきたら熱湯を継ぎ足し、それを繰り返しながらやる。ぬるま湯はダメ。

足湯をしたあとは、お風呂に入らないこと。お風呂に入ってから足湯をしてください。足の冷えは消化力、造血力を失わせるので、貧血、冷え症、低体温を食事や足湯で少しずつ改善しましょう。

❹足湯のあとは、ショウガ油を作って足をリンパマッサージすると、血流が良くなり、体もポカポカになってくる。ショウガをすりおろして、汁だけを小さじ１に、純正のゴマ油小さじ１を合わせ、人差し指で１～２分ぐらい右回転でかきまぜる。ショウガとゴマ油は同量のこと。

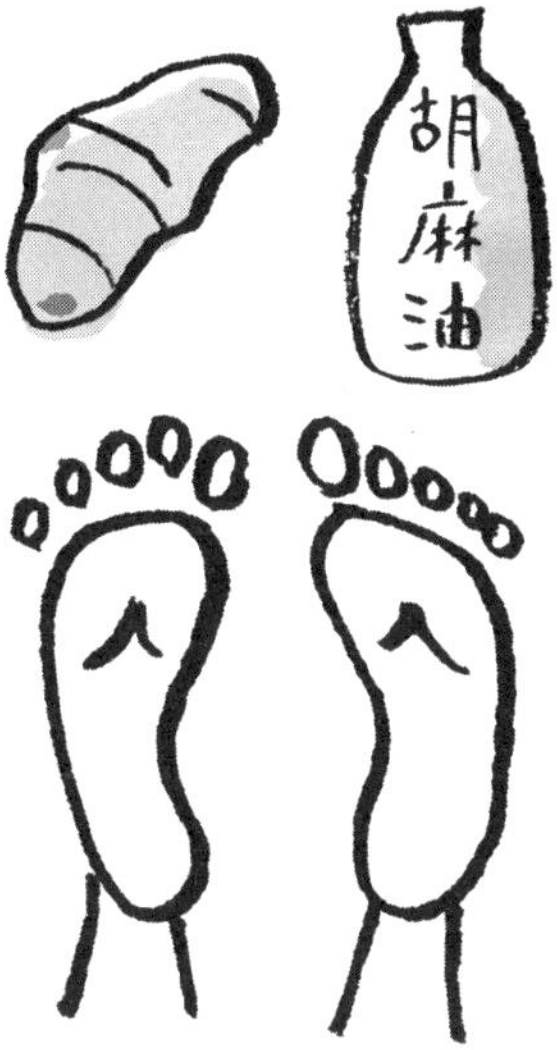

マッサージは、足には200以上のツボがあると言われ、足の裏の土ふまずには腎臓のツボ「湧泉」がある。ショウガ油で足の裏をよく揉むと、脳も活性化して足湯の良さがしみじみとわかるよ。

ばあちゃんがいま日本人に伝えたいレシピ

19

ショウガ湿布

どんな痛みにも効果的！

【用意するもの】

ひねショウガ300g　大鍋　布袋　タオル３枚
バスタオル１枚　卓上コンロ

【作り方】

❶ショウガをすりおろして布袋に入れる。

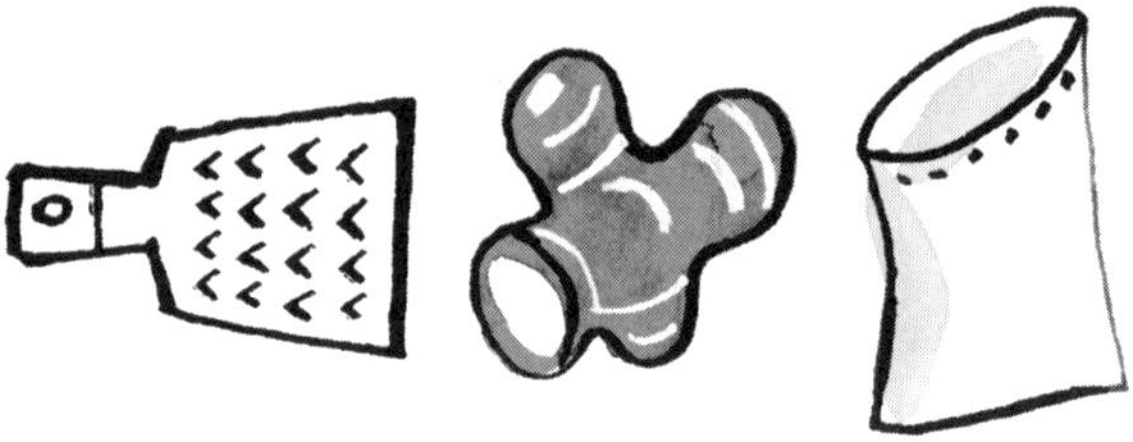

❷ 2.5ℓの水を沸かし、ショウガ袋を入れる。80℃以上には沸かさないこと。

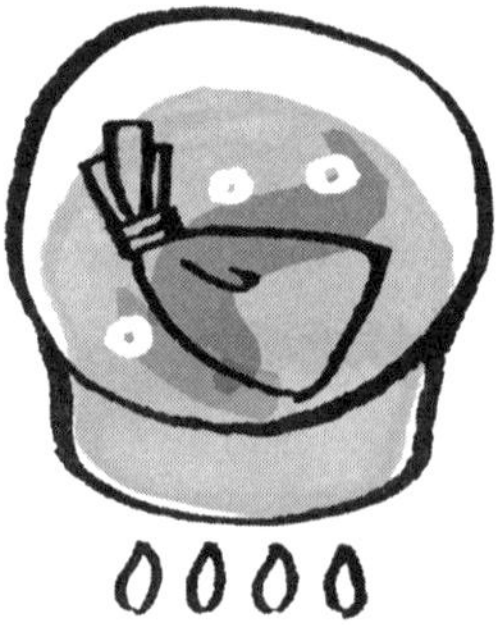

❸熱いのでゴム手袋をしてタオルをきつくしぼる。

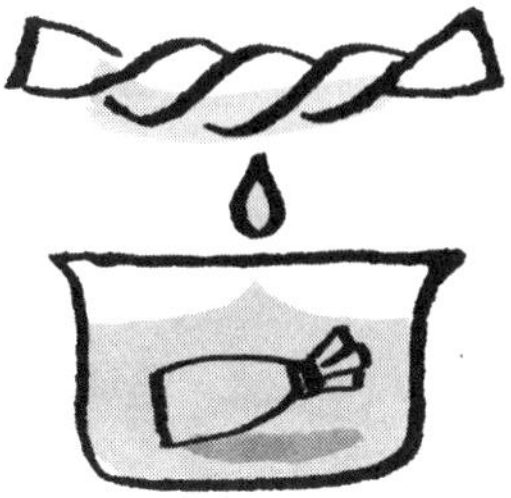

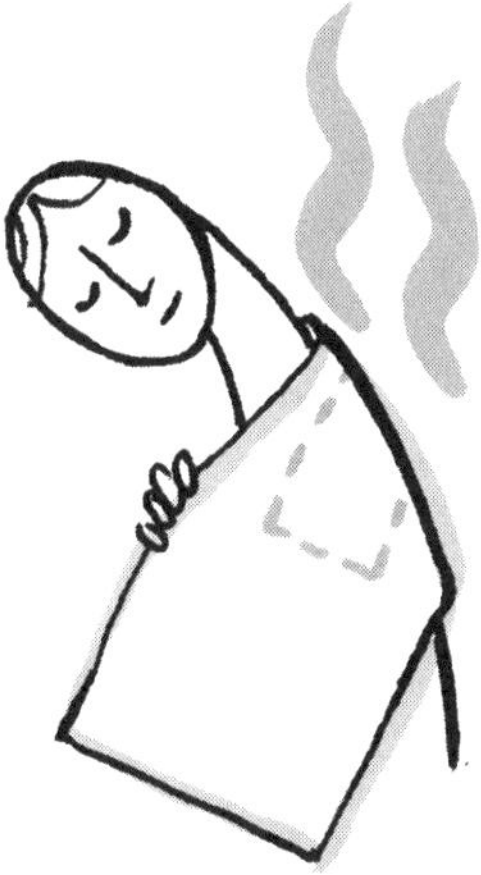

❹タオルの熱が逃げないようにバスタオルで保温しながら、患部を温める。冷めたらタオルを取り替えて、20～30分ほど湿布する。タオルが熱いとやけどをするので、相手とコミュニケーションを取りながら行なう。

❺湿布が終わったら、ショウガ油をすりこんでゆっくりマッサージをする（ショウガ油の作り方は119ページを参照）。

熱すぎてもぬるすぎても良くないので、温度管理が大切。卓上コンロで温度の調節をしながらやること。肩こり、腰痛、神経痛、リューマチ、ガン、胃や腸の痛み、関節炎、打ち身、ねんざ、骨折などいろんな症状に効く。

「地竜《ちりゅう》」こと乾燥ミミズはマムシ捕りと芸者の必携品

日本は戦後、経済は成長したけど、そのぶん病気も成長した。そして今、「一億総病人時代」を迎えている。長い日本の歴史の中で未曾有《みぞう》の事態なのに、平和ボケしているんやで。

笑いが止まらないのが、医者と製薬会社。〝お得意さん〟にはこと欠かん。

もちろん昔の人だってケガもすれば病気もした。でも、たいがいのケガや病気は、医者にかからず、薬も飲まずに、どんどん自分たちで治したもんよ。

例えば、マムシに噛まれたらどうするか。

昔と比べて今はマムシに噛まれるなんてことも少なくなったけど、もしそうなったら今は救急車を呼ぶんよ。でも、救急車なんてなかった時代の人はマムシに噛まれたらどうしたかというと、噛まれると〝あるもの〟で手当てをして治していたんよ。

その〝あるもの〟とは、ミミズ。

捕まえたミミズをビーッとしごいて腹の中の土を出して石でつぶし、嚙まれた所に湿布で巻くとか。梅干しの果肉も練って貼った。桜の木の皮を灰にして湿布するのも効果抜群。マムシ捕りはみんなこれを持ち歩いていた。

「地竜《ち(じ)りゅう》」と呼ばれる乾燥ミミズには熱冷ましの作用があるから、高熱を発した人に煎じて飲ませるといい。膿みを排出するはたらきもあり、面脹《めんちょう》（できもの）で化膿した部位を生きたミミズで湿布すると、中の膿みを吸い出してくれる。

ミミズというと気持ちが悪いと拒絶反応をする人がいるけど、いちいち言わんと黙って飲ませりゃええ。

また、酔い覚ましにも効果を発揮する。昔の芸者さんは、酔っぱらうと商売にならないので、いつも懐に乾燥ミミズをしのばせていて、酔わないようにこっそり舐めて酒飲みの相手をしたんよ。賢かったやろ？

その他、昔の民間の応急手当にはこんなものがあった。

◎子供がケガをすると、親は手でさすって〝手当て〟をして、親の唾液をつけて「親のつば親のつば」と言ってまじないをしていた。犬や猫もケガをしたところはよく舐めているやろ。

◎ハチに刺されるとおしっこのアンモニアをかけた。食事は少食にして、水分を摂らない。水分を摂らないのは、血液を濃くしていると治りが早いから。

◎虫に刺されると、草を摘んで揉んで手当てをした。ムカデに噛まれたら、梅干しやムカデの油漬けを塗ると治りが早い。

◎水疱瘡は、フキのじく、すじをすりおろして、汁を塗っていた。

◎やけどをすると水ぶくれになるのは、体の水を集めて冷やしている体の生理作用。なので、アロエやジャガイモをすりおろして冷やした。

◎風邪をひくと、ダイコンをすりおろして醤油と熱湯を入れて飲み、頭からふとんをかぶって汗を出して治してた。

◎同じく風邪をひいたときは、橙《だいだい》のしぼり汁にハチミツを加えて熱湯を入れて、発汗させて治した。または、キンカンを煮たり、ミカンを焼いて食べさせたりした。焼いたリンゴも風邪《かぜ》に効いた。
◎全身の痛みのときに、寒天やフノリ（布海苔）を煮溶かして飲んでいた。
◎虫くだしには、ヨモギの生汁を飲んだり、フノリの煮汁を飲んだりした。
◎喉が痛いときは、ネギを叩いて手ぬぐいにくるみ、首に巻いていた。
◎頭が痛いときは、こめかみに梅干しを貼っていた。
◎あせもが出たら、桃の葉を煎じて体を洗ったり拭いたりした。
◎トゲが刺さったら、梅干しを貼るとトゲが浮いてきて抜けるようになる。

まだまだあるんやけど、キリがないのでこれくらいにしておきましょう。

台所や身の周りにあるもので症状や病気は思ったより簡単に早く治る。思わず体に痛みが発生したとき、自然と手が働いて患部をなでたりさすったり手が動くのは、その手が治しているから。これを手当法といいます。

こんなふうに昔の人は、自分の病気やケガを身の周りのものを使って自分で治していたんよ。

■主な伝統的手当て法

手当て	こんな症状に	材料・作り方
塩番茶で洗浄	目の疲れ のどのうがい	目の病には、三年番茶に塩を入れて目を蒸したり洗ったりする。
鯉こく	貧血、低体温、 母乳不足、ガン	天然ものの鯉を（苦玉は捨てる）、ゴボウ、ショウガ、味噌、布袋に入れた三年番茶の茶がらと一緒に6～7時間弱火で炊く。重い病気や母乳不足に効く。 乳の出がよくなるっちゅうて、昔は授乳期の母親には必ず食べさせたもんやった。
生ニラ	歯痛	ニラを叩いてつぶし、痛い歯に入れて噛み合わせる。ヨモギの生菜を揉んで噛み合わせるのもよい。
そば粉湿布	腹水	良質の国産のそば粉をお湯で固く練って和紙に貼り付け、それを腹部と腰部に湿布すると、腹水が楽に抜ける。
ゴマ塩	鼻血などの出血 肺の出血	鼻血などの出血は陰性の症状なので、ごま塩の頓服がよい。ご飯にゴマ塩をかけていただく。

手当て	こんな症状に	材料・作り方
シイタケ汁	高血圧、頭痛	血管の拡張作用がある。天然干しシイタケ５コ、大根の輪切り（厚さ１㎝）１枚、水５カップを中火で20分ほど炊いて、煮汁に醤油を少し入れて、空腹時に飲む。血圧が下がったら止めること。頭痛にも効果がある。
根昆布汁	高血圧	根昆布１つをコップ１杯の水に一晩漬け、朝ドロドロになった汁を空腹時に飲むと血圧が下がる。降圧剤より安全。
卵醤《らんしよう》	心臓疾患 血圧が高く鼓動が激しい赤ら顔の人は飲まないこと。	有精卵１個の黄身だけを使う（無精卵は効果が薄い）。卵のカラの半分に2分の1の量の醤油（古式の純正のもの）を入れて、黄身と合わせよくかきまぜて飲むと、発作が治まる。
塩歯磨き	歯周炎、口臭など	ミネラルたっぷりの塩で歯を磨いたり、歯茎のマッサージをすると、塩の収縮性と殺菌力が歯槽のうろうや歯周炎、口臭に効く。

秋茄子は嫁に食わすな　子が流れるで

「秋茄子は嫁に食わすな（嫁に食わすな秋なすび）」という昔のことわざには、正反対の解釈がある。「姑が嫁をいびって美味しいものを食べさせない」というのと、「家の子孫を産む嫁を思って、食べさせたくない」という解釈。

正しいのは後のほうで、すでに昔の人は、秋のナスの旨さと怖さを体験的にわかっていた。嫁さんにかわいい孫を産んでもらいたいので、語り伝えたことわざなんや。

ナスは陰性で拡散する力が強いため、食べると子宮が冷えてゆるむ。とくに秋ナスは陰性が強まる。そのため、せっかくお腹に宿った赤ちゃんが水のようにドロドロに溶かされて流産することを、ことわざで教えている。ちなみにナスを連食して頭皮を洗うと、頭皮の組織も緩んで毛穴がひろがり、脱毛現象を起こして髪の毛が抜けるよ。

だから、ナスを食べるときは、火や油、味噌や醤油の塩気をしっかり効かせて、十分に陽性にしてから食べること。食べる期間は七〜八月までにして、九月に入ったら食べんことや。

同じナス科のトマトも、これまた陰性が強い。昨今はバイオテクノロジーの発達で、ハイポニカ水耕栽培した一本のトマトの苗から、一千個以上の実が簡単に採れるようになっている。しかも収穫時期は一年中フリーシーズン。そんなトマトは口にせんほうがええ。ともかくナス科は、食べるのは夏だけ、七、八月限定で食べることや。

今はナスよりも陰性の食品が氾濫して、子供の産めない体になり、産まれても育てられない若者が増えている。それどころか、腹を痛めて産んだ子供を虐待したり殺したりして、畜生にもおとる人間が出現して、世の中は狂ったよ。

果物は果てる物
コップ五杯の水よりも怖い

昔のことわざに「屋敷になりものの木を植えると病人が絶えない」ということわざがあった。〝なりもの〟つまり果実を食べると病気に〝なる〟から用心を、という教えやったんや。

どうして果物を食べるのに用心が必要なのか。

理由のひとつは、果物が体を冷やす陰性の食べ物やから。だから昔の人は熱を出した子供にリンゴやミカンを与えて、腸や腎臓の熱を抑えたり、利尿剤として食べさせていたんよ。リンゴや柑橘類は体を冷やす作用はそれほど多くないんやけど、柿なんかはテキメン。「柿食えば冷える」ということわざもあり、今でも田舎に行くと、柿は鈴なりでも食べる習慣そのものがなくて、欲しい人に欲しいだけ柿を差し上げているんだよ。

だから、冷え性で困っている人には、果物はよろしくない。低体温で体調が悪いから、朝ご飯はフルーツだけで済ませるちゅう若い女性もおるらしいけど、そんなのは本末転倒、自殺行為、人間廃業なんや。

もうひとつの理由。肉を食べる習慣が定着してから、生野菜や果物をたくさん食べるようになったけど、生野菜や果物はカリウムが多く、脱塩作用が起こって血が薄くなり、貧血になるから。「ひとつの果物はコップ五杯の水を飲むよりも怖い」と桜沢如一も教えている。胃が下に垂れ下がるいわゆる胃下垂や子宮脱も、生野菜や果物をたくさん食べる大食いの人の症状。

昔の人が「果《は》てる物」と書いて果物と読ませたということには、そういう用心をうながす知恵が含まれているんや。

そういった点に気をつけて食べれば、薬効を期待できる果物もある。

とくに柑橘類には、魚のタンパク質や脂肪の分解酵素が含まれている。昔のことわざに「ミカンが熟《う》れると医者が青くなる」というのがあるけど、焼き魚にスダチやカボスを添えるのは、そういう薬効を期待してのこと。あるいは、風邪をひいたときにミカンをしぼって熱湯を入れて飲んだり、皮ごと焼いて食べたりして、体の調子を取り戻していた。家にあるものや、庭や畑になっているもので、臨機応変に体を治していた。これもまた陰と陽の調和を取り入れた自然医学、予防の医学やね。

第三章
先人たちから教わったこと

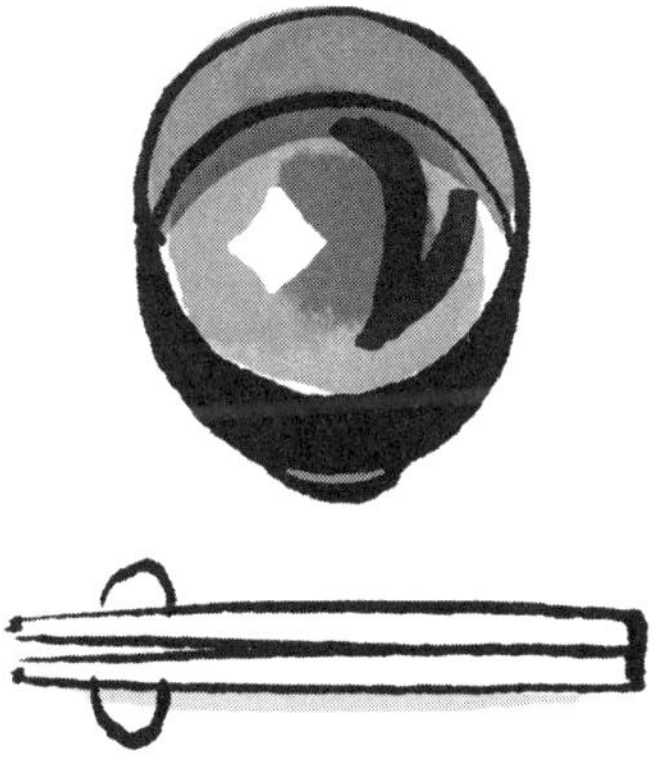

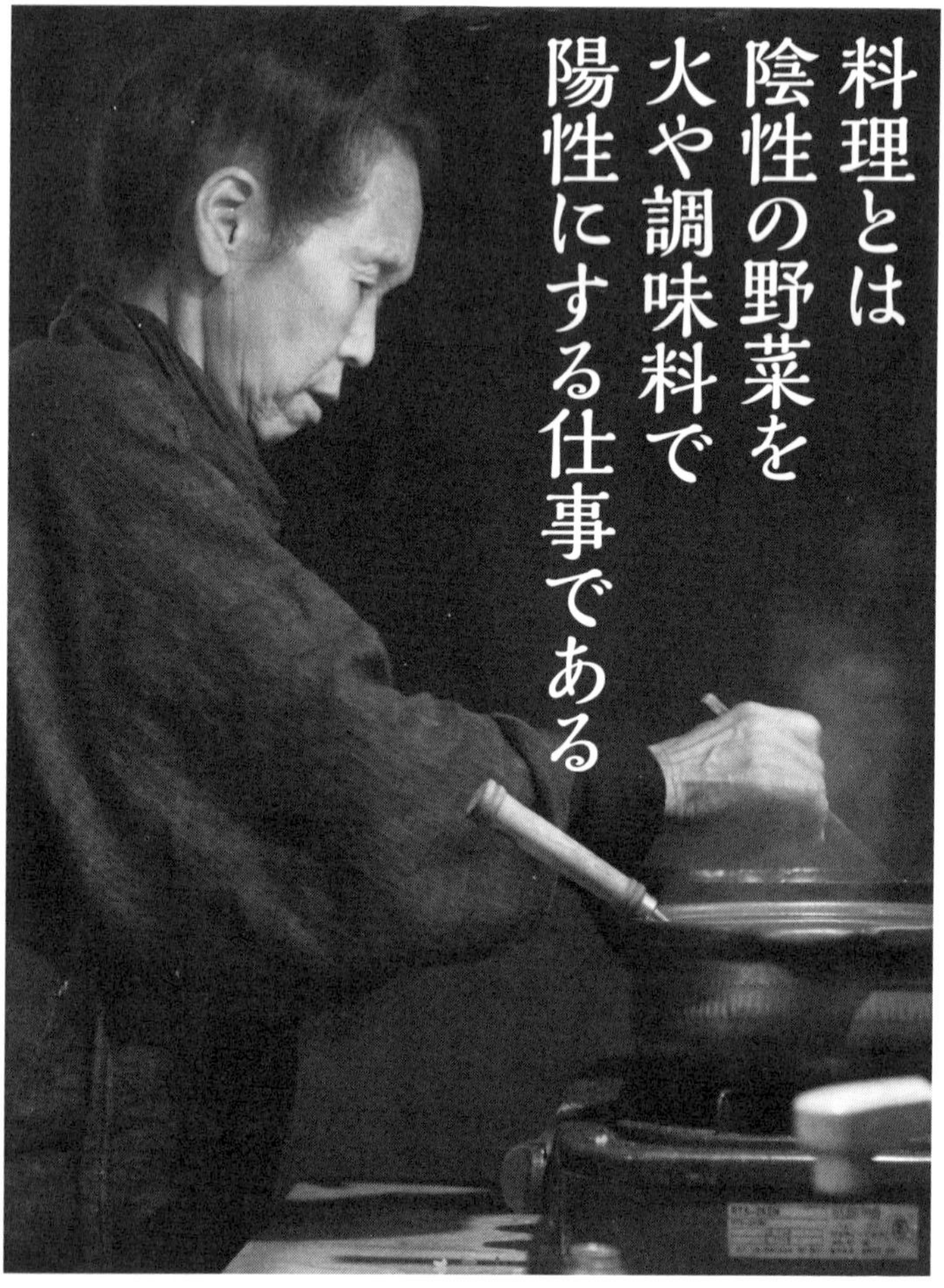
料理とは
陰性の野菜を
火や調味料で
陽性にする仕事である

若い頃、大分から東京に、その後結婚を機に東京から大阪へ、子供を育てる頃は大阪から静岡へ、そして自給自足の生活をするために静岡から京都へと移り住み、そして京都からまた大分へ帰ってきました。

一生の間にいろんな所に暮らせて幸せです。気が付いたらすっかりしわくちゃばあちゃんになりました。でも子供がいて、孫がいて曾孫《ひまご》までいて、幸せ幸せ。感謝感謝です。

この幸せは、桜沢如一《ゆきかず》の一冊の本『魔法のめがね』に巡り会えたから。そのおかげで、世界の聖人聖者たちが遺してくれた宇宙の原理、陰と陽の世界観がわかるようになった。もったいなくもありがたいことです。もし桜沢の本に出会わなかったら、どんな人生を歩んでいたか。考えたらぞっとする。

その桜沢の生涯について、まだまだ知らない人も多いと思うので、ここに簡単にご紹介しておきます。

桜沢如一は、明治二十六年（一八九三年）京都に生まれた。幼い頃に父親が愛人をつくって家を出た。残された母親は、懸命に働いて如一を育てたが、如一が十三歳のとき、肺結核になり三十二歳の若さで他界。愛する母親との死別という悲しみがトラウマになる。母が亡くなるとすぐ、父が愛人をつれて戻ってくる。貧困にあえぎながら馬車馬のように働かされた如一は、そうした苦しみから逃れようと、猛烈に働き猛烈に学んだが、悪いことは重なるもので、その頃から結核や難治性湿疹などの病魔に苦しむようにもなった。

二十歳のとき、石塚左玄の「食養道」に出会って指導をうけ、健康が劇的に恢復。食養理論に感銘をうけた桜沢は、貿易商の仕事をこなしながら、石塚が主宰する「大日本食養会」に参加するようになり、やがて同会の中心的なメンバーとなっていく。

昭和四年（一九二九年）、三十六歳のとき、パリのソルボンヌ大学に留学。フランス語で書いた『東洋哲学および科学の根本無双原理』をパリで出版。東洋思想の紹介者として名を馳《は》せ、文学者アンドレ・マルローなどと交流。昭和十二年（一九三七年）に帰国、同年に出版した『食物だけで病気の癒《なお》る・新食養療法』（実業之日本社刊）が大ベストセラーに。その後、食養会から離れて「無双原理講究所」を滋賀県の大津市に設立し、ますます独自の食養理論・正食活動を追求していった。

戦時中は反戦思想を唱え、日本の敗戦を予言したため、当局に逮捕され拷問を受ける。戦後は、世界各地で東洋哲学・無双原理の講演、正食活動のセミナーを開催。特に晩年は「ジョージ・オーサワ」の名前でアメリカで精力的に正食の普及に尽力。正食は「マクロビオティック」という名称で日本に逆輸入されるまでになった。昭和四十一年（一九六六年）、七十三歳で永眠。

桜沢如一が説いた「無双原理」とは、石塚左玄の食養道と東洋哲学の陰陽説を結びつけたもの。

それによると、万物には陰と陽があり、あらゆるものが二つの別々な面をもっている。この二つはペアになっていて、それを「互性」または「相補性」と呼ぶ。天と地、日と月、光と闇、男と女、生と死、夏と冬、暑いと寒い、平和と戦争、健康と病気、不幸と幸福など、万物が陰と陽からできている。

そして、食べ物や体にも陰陽がある。

陽性は体の中心に集まる求心のエネルギーだから、陽性の食べ物を食べると元気が出る。逆に陰性は体の中心から外へ逃げていくエネルギーだから、陰性の食べ物を摂ると体が冷えて活動が弱まる。

この食べ物の陽性と陰性をうまく調和させているのが、日本の伝統的な一汁一菜の玄米食だ、と桜沢は説いた。

桜沢が新しく創り出したこの無双原理は、日本人だけではなく、世界人類のバイブルであり遺産である、とばあちゃんは思っている。

桜沢がフランスで講演したとき、一人のフランス人が「あなたはどうして食養というものを研究されたんですか?」と尋ねた。すると桜沢は、「僕はひとつも研究はしておりません。『魔法のめがね』をかけて、日本の先祖が残した伝統を発掘したんです。そしてそれを世界の人に紹介しているだけなんですよ」って。すごい方ですねえ。

桜沢の食養料理は、たしかに桜沢が世に出したけど、もとはどこの家でも当たり前に毎日作っていた、日本の伝統料理を紹介しているだけなんだという。

ばあちゃんはその言葉にぞっこん惚れた。その心根、真意に惹かれた。その前から無農薬野菜や自然食には強い関心があったし、食養のことも知っていたんやけど、その桜沢の言葉を知ってから、本格的に食養を学び始めたんや。

平成元年に静岡で開いた自然食品の店には、陰性体質で基礎体温が低く、性格も暗い人たちが集まった。そこでばあちゃんは、桜沢の本から教わった陰陽に基づく体の立て直しをみんなと共に実践したんよ。

桜沢は食養という観点から、料理の本質を見抜いていた。「料理とは、陰性である野菜を火や調味料で陽性にする仕事である」と。陰性は体の中心から外へ逃げていくエネルギーだから、体が弱って虚弱体質になる。それに対して陽性は、体の中心に集まる求心のエネルギーだから、元気が出る。だから、陰性の人には、野菜を火や塩気で陽性にした料理を食べさせればええ。

そこでまず、食生活を、穀物と調味料の塩気、発酵食品の漬け物、季節の野菜、海藻などを中心にしたものに切り替えるよう指導した。そして、陰性の野菜を土鍋を使ってしっかり煮込んでつくることを教えていた。

すると、てきめん基礎体温が上がり、体が温かくなり、陰性で暗い人たちが元気になり、性格も明るくなっていった。店内はいつもにぎやかで楽しい所となり、口コミでさらに人が遠くからも来るようになった。野菜や野草を使って簡単な体の手当もしたり、食べたり飲んだり、教えられたり教えたりして、とてもいい雰囲気の店だったわ。

ばあちゃん自身は、野草の勉強を重ねていくうちに、野草の知られざる可能性にどんどん惹かれ、もっと野草料理を究《きわ》めたいという思いが抑えきれなくなり、それなのに、繁盛していた店をたたんで、平成七年に綾部に移り住んだ。その時の静岡の仲間たちとは今でも親しく付き合い、つながっている。

知人、友人、仲間は、ばあちゃんの人生の大切な財産。大切な仲間たちと知り合えたのも、桜沢の一冊の本に出会ったおかげなんです。

現在八十歳。メガネもいらず、入れ歯もなし。生まれてこのかた白髪も染めず、健康診断も受けたことがない。それどころか血圧も計ったことがない。いたって心も体も元気、幸せ、ありがたい限りです。

昔の日本の粗食の良さを一人でも多くの人に今も伝えています。

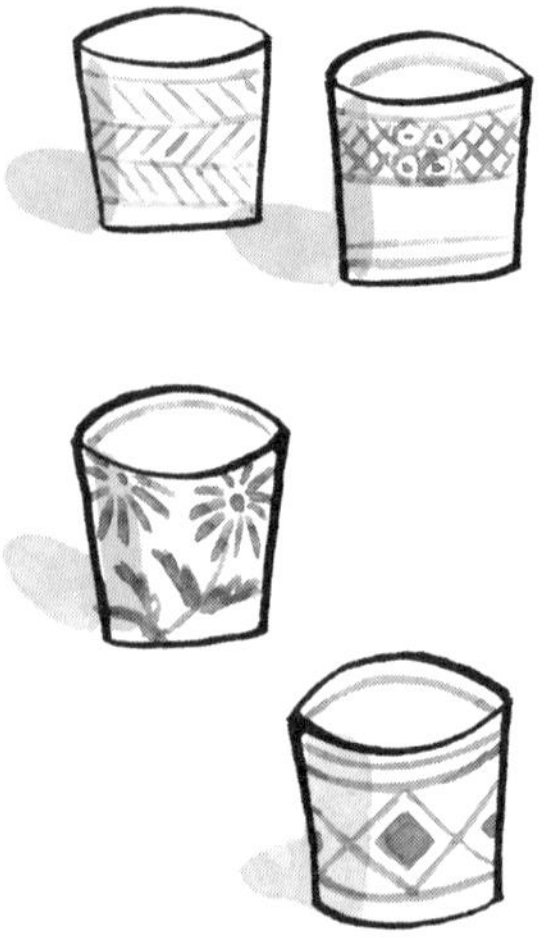

ばあちゃんがいま日本人に伝えたいレシピ

20

煮しめ

【材料】

ゴボウ　ニンジン　レンコン　コンニャク
シイタケ　昆布　酒　醤油　みりん

【作り方】

❶ゴボウは、太いのは半分、細いのは丸のまま切りそろえ、油で炒めてアクを取り、昆布だしを入れて、汁気の残ったところに酒と醤油で味付けをする。

❷レンコンは、半分に切ってだしを入れ、汁気の残ったところに、酒と醤油で汁気がなくなるまで炊く。

❸ニンジンも、だしで。煮汁がなくなるまで煮ふくめる。

❹コンニャクは、塩で揉んで洗って茹で、すりこぎで叩いたあと、切る。だしを入れて、醤油と酒で煮込む。

❺シイタケと昆布は、食べやすく切って、少量のだしを入れて、醤油と酒で煮る。

❻一つひとつ仕上げたものを皿に盛る。ニンジンはニンジン、ゴボウはゴボウと寄せ集めて盛りつける。南天の葉を添えて（難を転じる、の意味）。

「陰性である野菜を火や調味料で陽性にする仕事」という料理の本質が典型的に現れている料理が、煮しめ。食材は昆布だしで一つひとつ別々に煮ること。そうしないと、〝煮しめ〟にならずに、煮汁の多い煮物やおでんになってしまう。

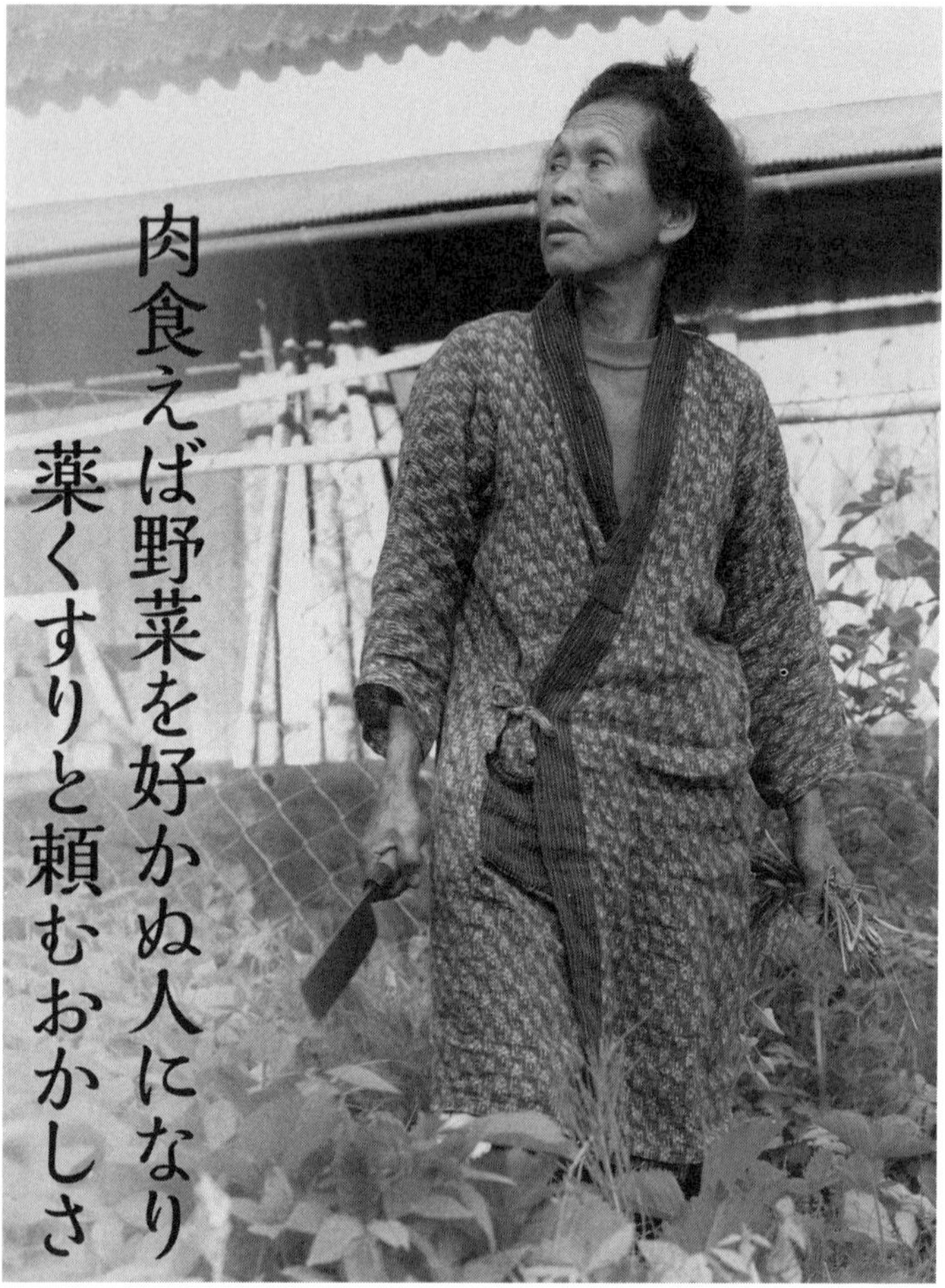
肉食えば野菜を好かぬ人になり
薬くすりと頼むおかしさ

この世のものごとはすべて陰と陽で成り立っている。自然界もそうだし、人間の体も病気も食べ物もそう――もし桜沢如一の本に巡り会わなかったら、陰陽という言葉さえ死ぬまで知らんかったやろうね。これぞ運命的な出会いというやつや。よくぞ巡り会わせてくださった、と神さんに感謝の気持ちでいっぱい。

こんなふうにばあちゃんが桜沢と運命的に出会ったのと同じように、桜沢は石塚左玄と運命的に出会ったんや。

石塚左玄は、嘉永四年（一八五一年）に福井藩に生まれた。幼い頃から、明治四十二年（一九〇九年）に亡くなるまで、皮膚病と腎炎に悩まされた。その自分の闘病体験から医師を目指すようになり、やがては陸軍の薬剤監という偉い地位にまで出世した。

当時は欧米に追いつき追い越せということで、欧米流の近代的な栄養学とそれに基づく肉食が導入され流行しつつあった。けど、石塚はそれに安直に飛びつこうとはしなかった。

逆に石塚は、「食は本なり、体は末なり、心はまたその末なり」と、食べ物こそが心身の基礎をつくる最も大切な行ないであるという「食本主義」を唱え、その心身の基礎をつくるものとして、日本の伝統的な食生活が実は非常にすぐれた「正食」であると説いたからすごい。当時は鹿鳴館をはじめ、なんでもかんでも欧米のハイカラをまねることが流行《はや》っていた文明開化の時代。そんな時代にもかかわらず、日本古来の伝統食を積極的に評価したんやから、石塚左玄というお方の卓見はじつにすばらしい。

そして食べ物のナトリウムとカリウムのバランスに注目した独自の栄養理論を展開し、『化学的食養長寿論』（明治二十九年）や『通俗食物養生法』（明治三十一年）などのたくさんの著作を書き、また晩年の明治四十年（一九〇七年）には自ら「食養会」を立ち上げるなどして、のちの食養の理論・実践的な基礎を築いた。桜沢はこの晩年の石塚に出会って食養の指導をうけ、病気が快方に向かったことに感銘して、石塚に師事したんや。

石塚の食養思想の基本は、食べ物こそが健康と幸福の基礎であり、食べ物は陰性のカリウム元素と陽性のナトリウム元素でできているから、その組み合わせ・調和を考えて食べることが大切、そしてその調和の最も良い食べ物こそが穀物であって、穀物こそが人間にとっての「正食」である、というもの。

この正食の教えを広めようと、左玄は憶えやすい七五調の歌「食養道歌」をいくつも遺している。その中から、肉食について歌ったものをいくつか紹介しておきましょう。

「牛食わば牛の思いで憂き目見て　わが身体にギュウの音も出ず」
「肉食えば野菜を好かぬ人になり　薬くすりと頼むおかしさ」
「臼歯持つ人は粒食う動物よ　肉や野菜は心して食え」
「かれこれと塩うすき物を食らいなば　臓器腐りて虫もわくなり」
「山里は味噌と漬け物食うがよし　魚と肉との代わりするなり」

「牛」と「ギュウの音」、「薬」と笑い声の「クスリ」をかけるなど、ユーモアのセンスも抜群。一般大衆には難しい栄養理論はわからんから、七五調にしたりシャレを入れたりして、大衆に伝わりやすいよう工夫した。そういう配慮もまた心憎いやないの。

ばあちゃんは、日本の〝食医〟（食医についてはあとで説明します）である石塚左玄の食養の教えを、今の若い方々に伝えおるところなんです。

肉食えば一時の力多けれど 蔬食《そしょく》の人の根気には負く

幕末から明治にかけて日本にやってきた欧米人が、日本人を見て驚いたことが二つあった。

ひとつは識字率の高さ。当時の欧米は、文明が発達していたとはいえ、読み書きのできない一般庶民がまだまだ多かった。ところが、当時の日本は、ひらがな程度のかんたんな文章なら、老若男女問わず多くの人が読める。文明の進んだ国から文明の遅れた東洋の島国にやってきた欧米人が、これには面食らったらしいね。

そしてもうひとつ欧米人が驚いたのが、日本人の体力。

明治九年（一八七六年）、明治新政府が武士から刀を取り上げる廃刀令を出したことに反対して、神風連の乱、秋月の乱、萩の乱が起きたこの年、東京医学校（のちの東京大学医学部）の教授としてドイツから、エルヴィン・フォン・ベルツ博士（一八四九年〜一九一三年）が来日した。日本に西洋流の近代医学・栄養学を導入するために「お雇い外国人」として明治政府に招聘《しょうへい》されたベルツ博士は、それからおよそ三十年間日本に滞在して、その間に見聞したことを『ベルツの日記』として書き残しているんやけど、その日記に非常に興味深いことが書いてある。

当時は車がないので、ベルツ博士は大学の往復に「人力車」を使っていた。人力車の車夫は、四〇kmの道のりを、八〇kgの大柄な博士を乗せて毎日走らせた。その底抜けの体力と精神力に、博士はおおいに驚いた。

またある時、東京から一一〇kmも離れた日光に旅することになった博士は、馬に六回乗り換えて、十四時間かけて日光にたどり着いた。もう一人連れの人がいて、その人は馬ではなく人力車を使った。馬を六回乗り継いでさえ十四時間もかかったのだから、人が引っ張る人力車じゃあ相当遅れるだろう、と思っていたら、博士から遅れることたった三十分で人力車が日光に到着した。それも途中交替なしで！

　予想もしないことに驚いた博士が、その車夫に何を食べているのか聞いてみたところ、玄米のおにぎり、梅干し、味噌漬け大根の千切り、それにたくあんだった。日常食べているものも、米、麦、粟、ジャガイモなどの低タンパク、低脂肪のものばかり。肉なんて一切れも食べていない。動物性タンパク質を摂っていないのにこれだけのスタミナがあるなんて、西洋流の栄養学の常識では考えられない。きっと日本人はもともと驚異的なスタミナをもった民族なのだ、彼らに肉を食べさせれば、もっとスタミナがつくにちがいない……。

　そこで、科学者魂に火がついた博士は、科学者らしくちょっとした実験を試みた。二人の車夫を雇って、一人には普段どおりのおにぎりを、もう一人には肉を食べさせ、八〇kgの荷物を積んだ人力車を牽かせて四〇㎞の距離を走らせたら、それぞれ何日続くかというもの。

　その結果はどうだったかというと、おにぎりを食べていた車夫は三週間走り続けることができた。それに対して肉を食べていた車夫は、息切れして疲労がはなはだしく、三日目にはダウン。ついには「お肉はもう結構」と申し出たそうです。そこで食事を元に戻したら、すっかり元気になってまた走れるようになったとのこと。

この実験結果からベルツ博士は、高タンパク・高脂肪中心のドイツの栄養学が日本人にはまったく当てはまらないことを確信して、帰国後ドイツの国民に菜食を訴えるまでになった。しかし残念なことに明治政府は、ベルツ博士の実験よりも、ドイツの栄養学のほうを重んじてしまったんや。


もっとさかのぼって、戦国時代に日本にキリスト教の布教にやって来たヨーロッパの宣教師たちも、日本人が肉を食べないのに健康体であることに驚いていた。かのフランシスコ・ザビエル（一五〇六年頃〜五二年頃）も、ローマ法王に宛てた手紙の中でこう書いている。

「彼ら（＝日本人）は時々魚を食膳に供し米や麦も食べるが少量である。ただし野菜や山菜は豊富だ。それでいてこの国の人達は不思議なほど達者であり、まれに高齢に達するものも多数いる」

ヨーロッパ人にとっては、よほど不思議な「東洋の神秘」やったんやろうね。

この話を知っていたかどうかはわからんけど、石塚左玄は「食養道歌」のなかにこんな歌を遺してる。

「肉食えば一時の力多けれど　蔬食《そしょく》の人の根気には負《ま》く」

あるいはこんなのもある。

「肉食えば心強きも気はつまり　長き仕事を嫌うなる可《べ》し」

肉食が根気や持久力を高めることにはならない、というのは、食養の世界では当たり前のことやった。実際、昔ばあちゃんが子供だった頃、男の人は俵一俵を担いで百メートル競走をしていたんよ。一俵は六〇kg。当時の食事は貧しくて、一汁一菜がやっと。昼は日の丸弁当に、隅っこに塩辛昆布か味噌漬けが二切れぐらいで、その体力。

ひるがえって今の現代の若者たちは、この一俵を担いで歩くことができない。今の日本男児の体力と精神力では60kgの俵を持ち上げることもでけん。

こんな話もある。長嶋さん王さんを育てた〝打撃の神様〟こと川上哲治さん（一九二〇年～二〇一三年）に、NHKの鈴木健二アナウンサーが「子供の頃どんな食事をしていましたか？」と尋ねたところ、川上さんが「米、ひえ、きび、あわ入りの飯に、味噌汁と味噌漬けぐらいです」というので、鈴木アナが「魚は？」と訊くと、「一年に数回しか食べていない」と答えた。今のようにごちそうの飽食はいっさいしていないんよ。それなのに打撃の神様にまでなったというから、すごい話やろ。

時代が変わり戦争を知らない世代は、この国が穀物菜食・少食の伝統につちかわれてきたことも知らず、朝食・昼食・夕食の三食を毎日食べ、十時のおやつに三時のおやつ、夜は夜でネオン街にくり出しアルコールで乾杯と、これじゃあ体に拷問をかけてるようなもの。どんな頑丈な体も身がもたないわけだよ。無茶苦茶やろ。好きな物を好きなだけ腹一杯食べて、健康という財宝を失っているんやで。

これを機に、かつて欧米人を驚かせた日本の伝統食を、今こそ真剣に考えてもらいたいもんよ。

春苦み　夏は酢のもの　秋辛み　冬は油と　合点して食え

人間にとっていちばん身近な自然は、体。だ昔の人は体のことを〝小宇宙〟と呼んだんよ。体は自然であり小宇宙である。宇宙と同じ、陰陽のはたらき、季節の移り変わりがそこにはある。宇宙のリズムと小宇宙のリズムの食べ方＝生き方、暮らしを、昔の人々は自然に当たり前にやってきたんや。

ところが、戦後外国から日本に導入されたカロリー栄養学は、食べ物を、ただの栄養ぐらいにしか思っていない。栄養を機械的に満たす。肉・卵や砂糖・果物等のどんな食べ物だっていいと見なす。しかしこれは自然に反する生き方を、食養はだんじて認めることはできん。人間は、ロボットや車とちゃうんやで。

そこで思い出してほしいのが、日本古来からある暮らしの歳時記、節句。節句とは、季節の節目のこと。その旬の食材で料理をこしらえて宴会「節会《せちえ》」をひらく、日本の伝統的な風習や。

江戸時代には、一月七日＝人日《じんじつ》の節句（七草の節句）、三月三日＝上巳《じょうし》の節句（桃の節句）、五月五日＝端午《たんご》の節句（菖蒲の節句）、七月七日＝七夕《しちせき》の節句（たなばた）、九月九日＝重陽《ちょうよう》の節句（菊の節句）の五つが、幕府によって公式な祝日「五節句」として定められた（二月三日の節分祭＝豆まきもある）。端午の節句には菖蒲、重陽の節句には菊の花というぐあいに、その時々で旬の草花を飾って、季節の移り変わりを味わい息災をよろこびあう。そこから「その日を過ぎると価値がなくなる」という意味のことわざ「六日の菖蒲、十日の菊」（菖蒲は五月五日に、菊は九月九日に間に合わないと意味がない）も生まれた。五節句以外にも、小正月や初午《はつうま》、十五夜や十三夜など、たくさんの節句・年中行事があった。

また中国では大昔から、「天食人以五氣　地食人以五味」（天は人を養うに五氣（季節）をもってし、地は人を養うに五味（食物）をもってす）と、宇宙と人体を陰陽五行説で教えている。肝臓が悪かったら青い野菜を食べること。心臓が悪かったら苦いものを、脾臓や膵臓は玄米、カボチャ、クリの甘味を。腎臓は、塩梅のある塩気のものを。肺は、ピリッと辛い味にして元気になりなさい――と五味と五臓の関係を、五千年も前から教えているんよ。すごいやろ。

石塚左玄は、日本人が節句というかたちで昔から大切にしてきた季節のリズム、旬というものを、中国の陰陽五行説が説いてきた食養の視点から、簡潔にまとめた歌をつくっている。それがこの歌。

「春苦み 夏は酢のもの 秋辛み 冬は油と 合点して食え」

なんとシンプルで要領を得た、すばらしい歌やないの。食養の考え方をこれほど明快にことばにしたものは、なかなかないよ。日本人もそろそろ気がつかんと墓穴を掘ることになるんよ。

ばあちゃんがいま日本人に伝えたいレシピ

21

ニガウリの酢の物

【材料】

ニガウリ　ミョウガ　キュウリ　みりん　ゴマ
酢　梅酢

【作り方】

❶ニガウリはタテ半分に切ってワタをきれいに掻き取り、薄くスライスする。塩を軽くまぶしてザルに入れ、熱湯をかけたあと、水で冷やす。
❷ミョウガはタテ半分に切り（先端は切って捨てる）、水にさらしてしぼっておく。
❸キュウリは塩もみしてしぼる。
❹鍋にみりんを煮立て、酢を入れる。すり鉢にゴマをすって甘酢を入れ、梅酢を落として和える。

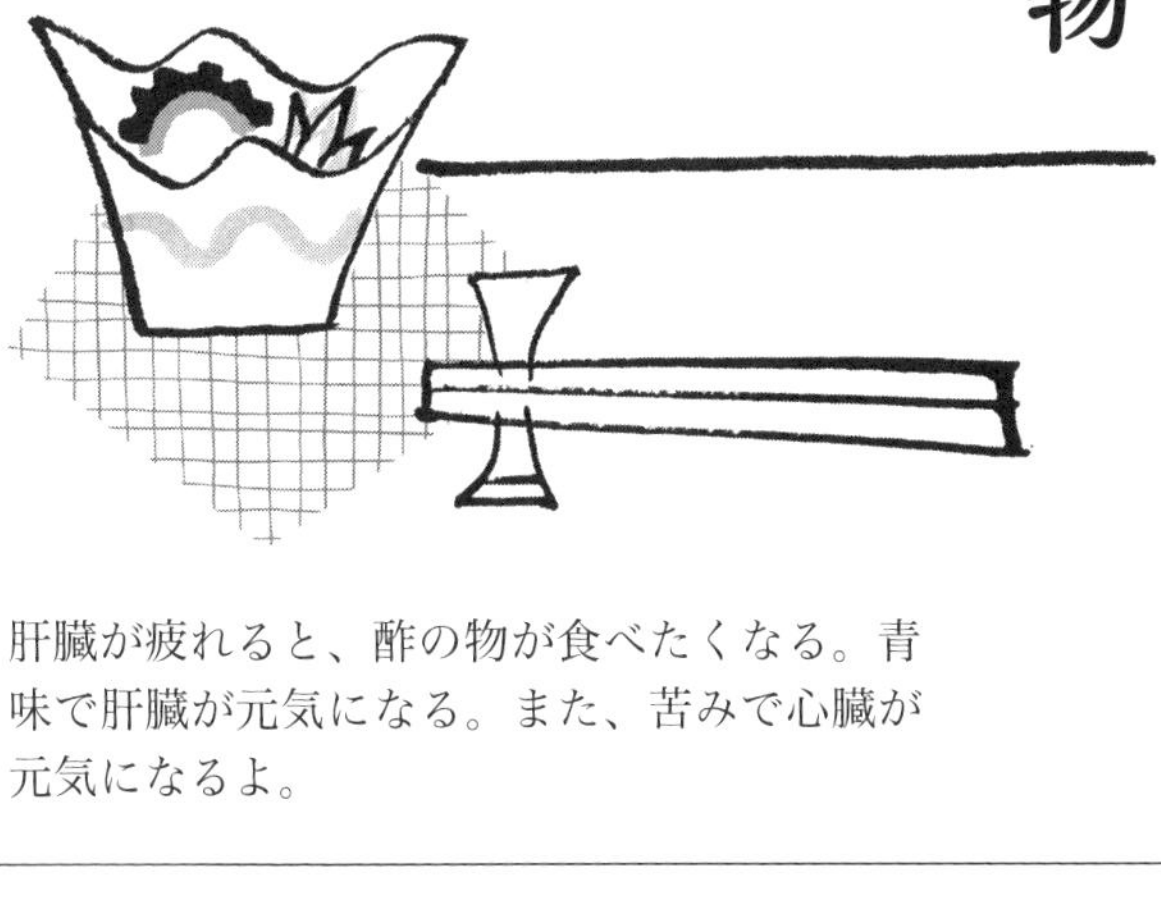

肝臓が疲れると、酢の物が食べたくなる。青味で肝臓が元気になる。また、苦みで心臓が元気になるよ。

食養の基本は一物全体と身土不二

石塚左玄が唱え、桜沢如一が発展させた食養の言葉・考え方はいくつもあるんやけど、なかでも大切なもののひとつが「一物全体」。

その土地の季節に採れたもので、一物全体、陰と陽の調和の料理をつくって食べる。それがバランスのある中庸、頭寒足熱の医者いらず、毎日元気で達者で暮らせる、というわけなんよ。とにかく合点、信じられた。

これはなにも質素倹約を勧めるためのものやない。もちろん結果的に倹約になり一石二鳥やけど、本来、食材ひとつとってみても、それ自体の中に陰と陽が渾然一体となってバランスをもっているのだから、生命力をいただくには、食材の一切れ、一部分だけを食べるのではなく、まるごと食べるのがいちばん体の健康に良い、という教えなんや。

大根の根菜は、できるだけ皮をむかずに食べる。ゴボウは、皮の部分に栄養素が詰まっているんやから、その皮をわざわざ削ぎ落として、長時間水にさらして食べるなんて、もったいない。もちろん食べることのできない部分もあるから、そこは除かなけりゃならんけど、食べられるものなら食べたほうが、体の陰と陽が調和する、という教えなんよ。

ところが、皮までまるごと食べる「一物全体」の食べ方を、昨今は実践しにくくなっている。というのも、農薬も除草剤もなかった昔の人は、だいたい食養的考え方で料理をつくって食べていたけれど、昨今の野菜はみな農薬や除草剤で汚染されて、化学物質が付着し残留している皮なんか、怖くてとても食べられたもんじゃない。ほんまにえらい世の中になってしまったわいな。くわばらくわばら。

「一物全体」のほかに、石塚左玄の食養運動の原則のひとつに、「地元産の食べ物を食べるのが体によい」というものがあった。そのことを知ったあるお坊さんが、似たようなことを仏教では「身土不二（しんどふに）」と呼んでいると指摘した。

世は人を映す鏡であり、人は世を映す鏡である、という意味のこの仏教用語を、食養運動では、身体と育った土地の食べ物は一体である、という意味。その呼び方を「身土不二（しんどふじ）」と呼び換えて使っている。今でいう「地産地消」ということなんや。

考えてみればすぐわかることやけど、食べ物を遠くから運んでこようとすると、何かしら無理をしなけりゃならん。輸送中に食べ物が傷《いた》まないように防腐剤を入れたり、新鮮そうに見せかけるために着色料や新鮮保持剤をつかったり、本来しなくていい不自然なことをむやみやたらにやってしまう。

自分が住んでいる土地で採れるものを食べるのが、体にとっていちばん自然なこと。身体と大地は二つにあらず。これが身土不二という教え。

そのシンボルが、森の鎮守の産土様《うぶすなさま》。日本は、この産土の神様が創った「産土共同体」であり、身土不二の「土産子《どさんこ》」だった（おみやげは「御土産」、土から産まれたものがおみやげだった）。森の鎮守の神様はお土の神様、大事な神さんやから、お参りしたりして身近に親しむと元気をいただけますで。

そういうことを、日本人はもういちど考え直さんといかんね。

ばあちゃんがいま日本人に伝えたいレシピ

22

ユキノシタの味噌和え

【材料】

ユキノシタの葉　ゴマ　味噌　みりん

【作り方】

❶柔らかいユキノシタの葉を茹でたら、水にさらす。
❷よく絞って水気を取り、ザクザク切ったら、ゴマ、味噌、煮切りみりんを加えて手でよく和える。

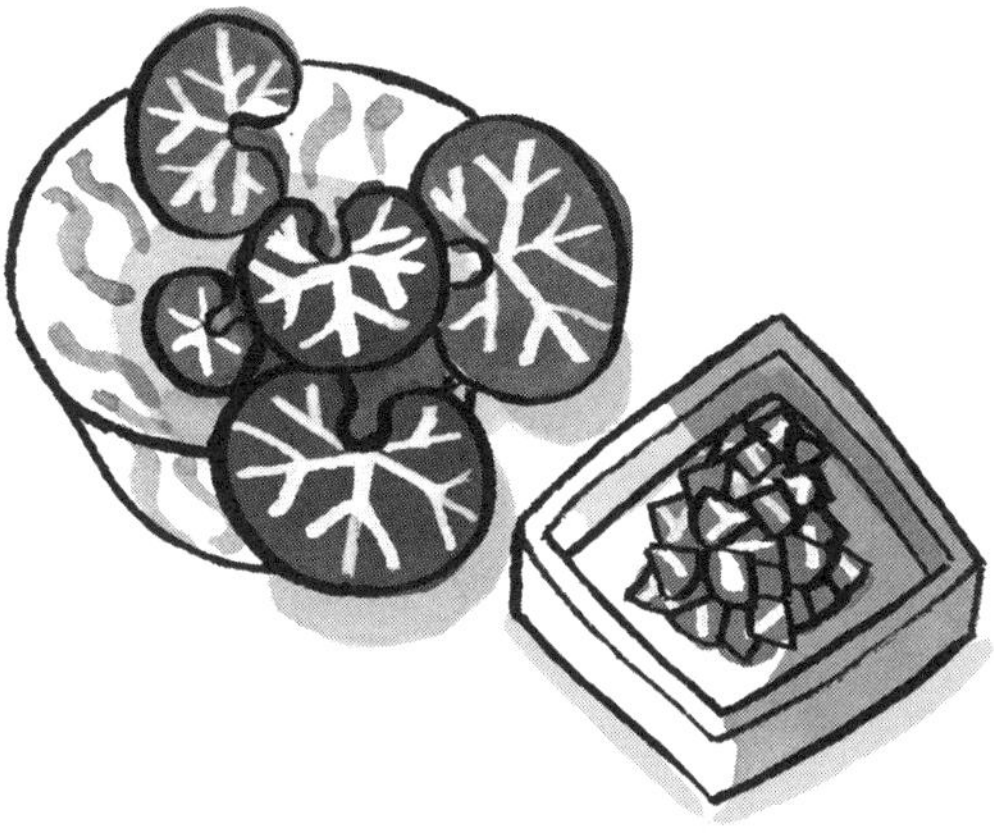

オオバコ、クコの葉、ハコベ、セリ、ツユ草、ノカンゾウなど、季節の野草を摘んで、味噌和え、醤油和え、白和えにして料理すると、食卓が豊かになり、体が喜び、生命が喜び、日々元気が出る。

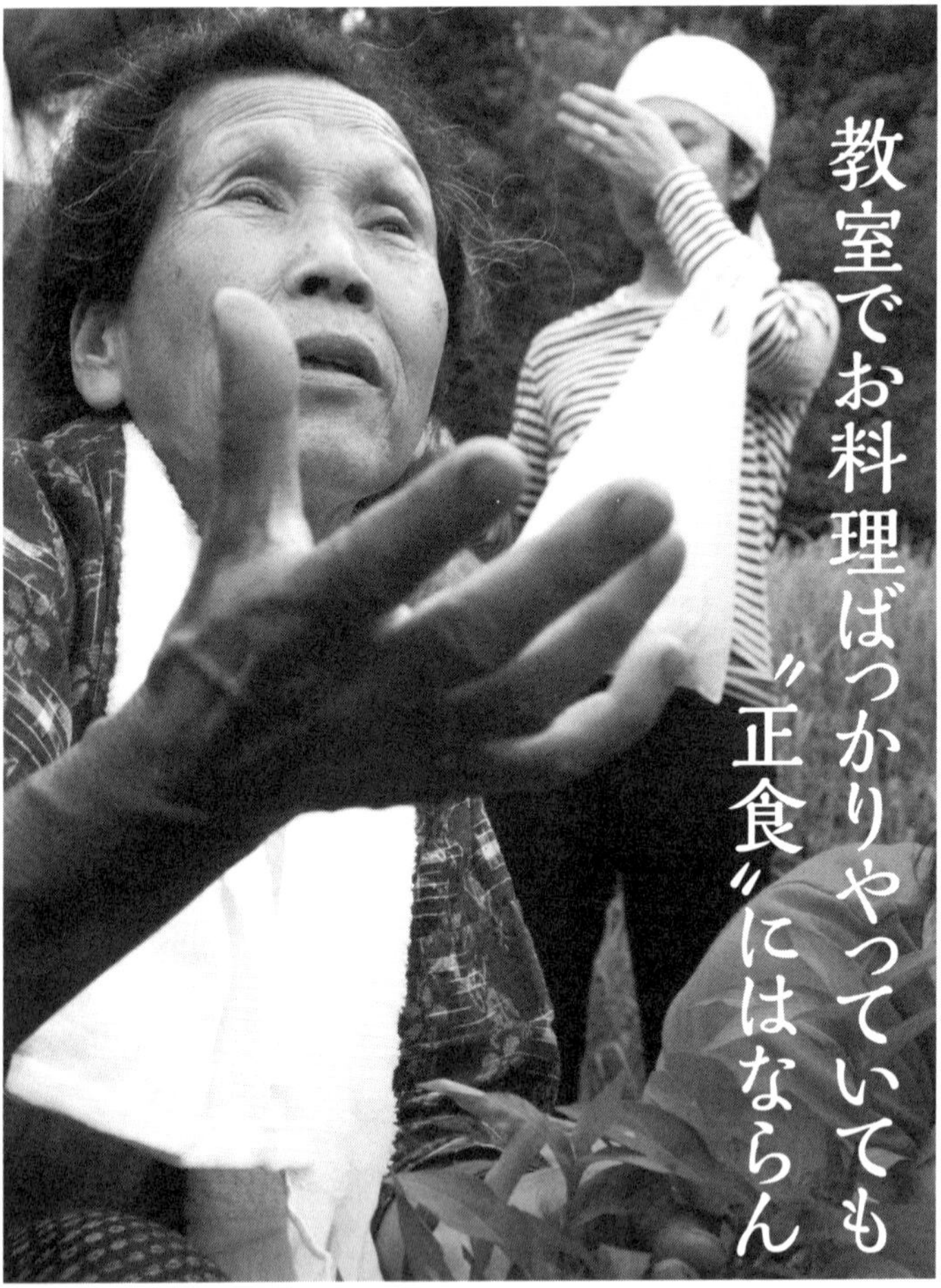
教室でお料理ばっかりやっていても
〝正食〟にはならん

〝食〟という字は、一番上に〝人〟という字を位置づけて人を表し、その下に〝良〟と書く。人に良いから食。人に良い食事をしないと、良い人間になれない。まともな食事を摂らないと、まともな子供が生まれない。自分の食べている物がどんなものなのか、どこで、誰が、どんな思いで、どんなふうに生産しているのかを知らなくてはいけない――。

マクロビオティックを世界に広めた桜沢如一が〝正食〟という言葉で言いたかったのは、結局そういうことだったんだと思う。

桜沢が亡くなってから、マクロビオティックは次第にいくつかのグループに枝分かれしていった。そして今のマクロビオティックは、その全部がそうやというわけやないけど、桜沢が唱えた〝正食〟の基本からだんだん外れていってる気がする。見た目はおしゃれなご馳走になっているけど、薄味でやはり洋風っぽいのが残念や。

「いまマクロやってる人のほとんどは、畑も知らないし、田んぼにも行かない。教室でお料理ばっかりやって。若杉さん、あなたのほうが桜沢の理論を実践してるわ」。田中愛子さんにお会いしたときにそう言われた。田中愛子さんって言ったら、桜沢に直接教えをうけた一番弟子のひとり。そんな方に言われたもんやから、恐縮したわ。

高いお金を払って講習会に通い、高いお金を払って体にいい高級食材を買って調理する――いつからかマクロビオティックは、健康のためにはお金を惜しまない、意識の高いセレブの証《あかし》という一面を持つようになってしまってる、そんな気がしてならない。

桜沢が説いた〝正食〟は、お金持ちの道楽ではなくて、生産者と消費者とを考えないと、本当の意味で「正しい食事」とは呼べない。農薬を使う生産者は加害者で、それを消費する消費者は被害者、不勉強にも農薬漬けの食べ物を買って食べて病気をつくったのは消費者自身なんやから、これからは一人ひとりが本当の本物に目覚めないと、もっともっと病気がはびこり、悪い世の中になる。

自分の病気は自分の責任。子供の病気は親の責任、だからもっと真剣に食のことを考えないと、今の子供たちに申し訳が立たないでしょう。

そのためには自分が食べるものは、他人から買うんじゃなくて、自分でつくり、自分で採る、作る。それが一番理にかなっている——ばあちゃんは自分の食べるものは無農薬でつくり、ついには野草にのめり込むようになった。これがまた、えも言われぬ面白い世界で、老後の人生を遊びながら楽しんでいるところなんよ。

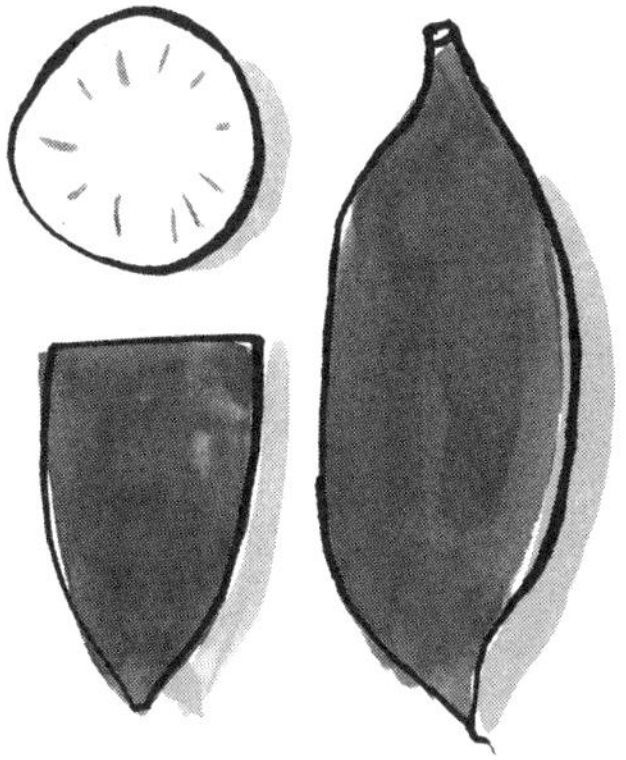

お釈迦さまの言うとおり人はその食べたところのものである

ばあちゃんは講演会でサインを頼まれたとき、「食物は薬、薬は食物」と書いている。これは、西暦紀元前四世紀のギリシャの医聖だったヒポクラテスの格言「あなたの薬を食物とし、あなたの食物を薬としなさい」が基になっている。自分の家の〝台所〟を生命の〝薬局〟にしましょう、というわけや。

同じ考え方は、日本や中国では「医食同源」や「薬食同源」と表現されている。医も食も源は同じという考え方は、洋の東西を問わず昔はちゃんとあったんやね。

その中国には、昔、医者に位があった。薬だけをつかって病気を治す医者は「下医」。食べ物だけで体を治す医者は、「上医」「食医」と呼ばれ、国家からは認められ人びとからは尊敬を受けていた。
国民の体が治れば、国も治る。薬だけでは、一時だけ病気が治ったかのように見えても、体の根本は良くはならない。結果、病人も国も悪くなるばかり――これは、どうも今の日本のご時世のことなんだよ。

さて、ギリシャのヒポクラテス、中国の陰陽五行ときたら、お次はインドのお釈迦さま。二千五百年前、「四苦八苦」（生、老、病、死、愛別離苦《あいべつりく》、怨憎会苦《おんぞうえく》、求不得苦《ぐふとくく》、五蘊盛苦《ごうんじょうく》）を教えてくれたお釈迦さまの言葉に「人はその食べたところのものである」とある。

人は食べ物によって心も体も創られるから、食べ物の〝お化け〟、食べ物の〝化身〟なのである。食べ物が狂うと、それを食べた人間も狂う。肉を食べれば、人の皮をかぶった、人ではないケモノ、ケダモノになる。そんな人でなしのケダモノばかりが跋扈《ばっこ》する世だから、警察は忙しいし、弁護士や裁判所も忙しいことになっておるやろ。

人間がおかしいと、天候さえおかしなことになってくる。「バクダン低気圧」とか「ゲリラ豪雨」とか巨大地震とか竜巻が発生しとるんやないの。いつどこで今世は何が起きてもおかしくないほど狂ったもんよ。

お釈迦さんの医学は、仏教伝来の昔に入ってきたから、例えば、ネギは古代インドでは強壮剤として用いられていたため、お釈迦さんは修行のさまたげになるとしてネギを遠ざけた。でもその一方で、ネギにはさまざまな薬用効果があったので、お釈迦さん自身が風邪をひいたときには、粥にネギを入れて食べて風邪を治した、という話が伝わっている。

また、お釈迦さんが病気の人をマコモのふとんで寝かせた、という有名な話も残っているし、梅醤番茶に大根湯、蓮根湯にショウガ湿布を教えたのもお釈迦さんだったというから、これまたびっくり驚いた。

こうしたお釈迦さんの医療のことをばあちゃんが知ったのは、仏教学の権威である岩渕亮順氏が書かれた『釈迦がのこした健康法』(経済界刊、昭和五十四年)という本を読んでのこと。二千五百年前も前の大昔、すでにお釈迦さんが食養をやっていたことを知って、仰天《ぎょうてん》。お釈迦さんの教えは、現代人にとっても大いなる教えです。

お釈迦さんはこうも言っている。人は教えを知る。教えを守る。そして教えから離れる。だから人を見て法を説け、と。なるほどたしかにそのとおりで、食養でせっかく病気が治っても、喉もと過ぎれば熱さを忘れるで、再び悪い食べ物に手を出して、結局それが原因で死んでいる人が少なくない。わたしの夫もいったんはガンから助かったのに、好きなものを食べ始めたら再発をして命を失ったわけ。

お釈迦さんはまた、こうも教えている。物事は正しく見、聞き、そして正しい判断力を身につけ、自分を鍛え、自分を頼りに生きなさい、と。自分の鍛え方が足りず、自分が頼り甲斐のない弱い人間だと、せっかく病気が治っても、元の木阿弥《もくあみ》になるってこと。

みなさん、くれぐれも大事な人生を擦《す》ったり、わやにせんように生きていってくださいよ。

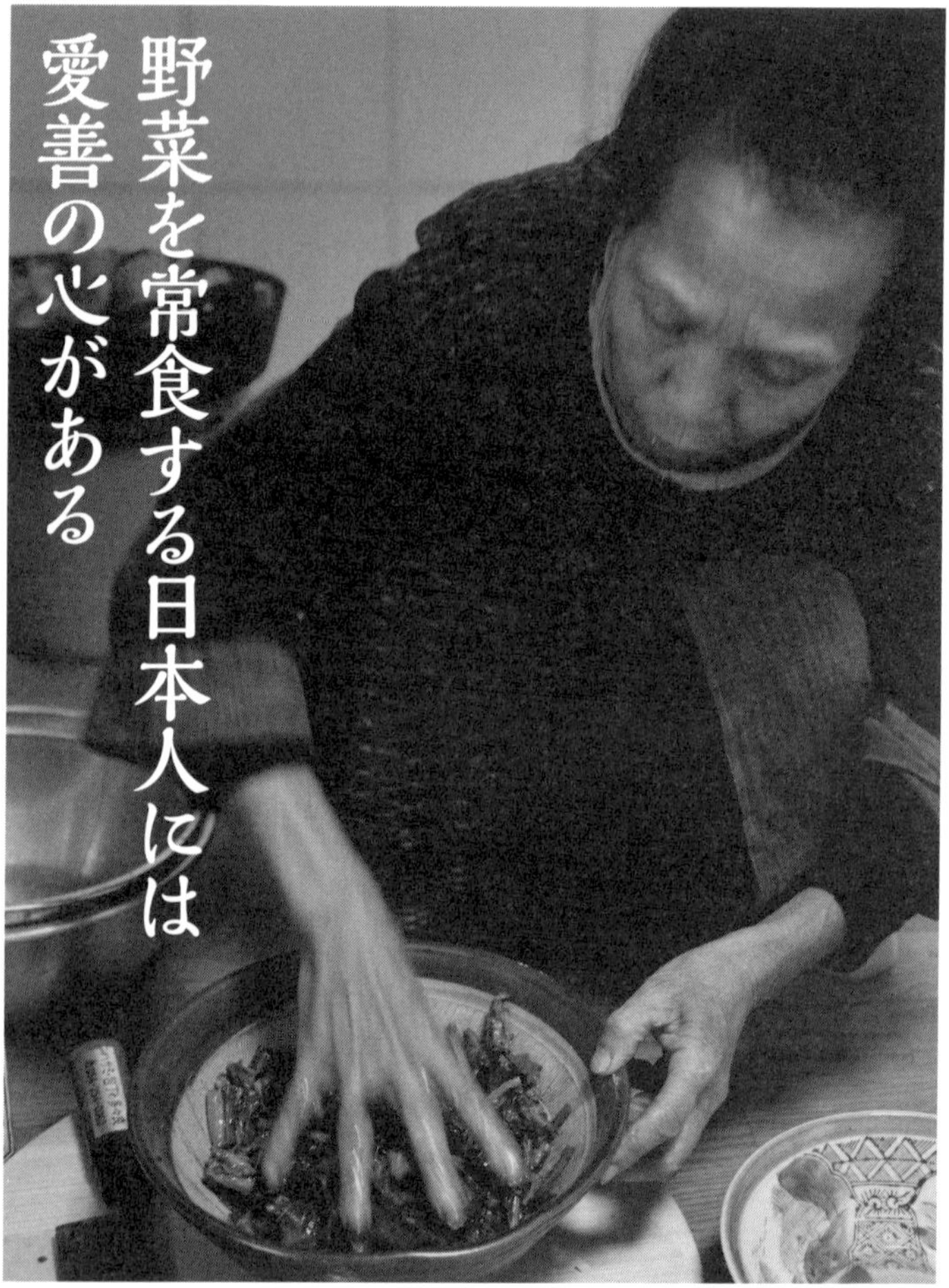

野菜を常食する日本人には愛善の心がある

平成元年に静岡市内で開いた自然食の店には、手づくり石けん運動の仲間やボランティアの仲間が立ち寄ってくれたけど、最初は客はさっぱり来なかった。桜沢の教えに目からうろこで自然食の店を開いたものの、自分だけが食養に熱くなっていても他人には通じん、と思い、料理教室を始めた。最初はポチポチだったけど、口コミでだんだんと人が集まるようになってきた。時は、バブルの好景気に世の中が浮かれている時代やった。

食養料理を教えながら、「今に大変な世の中になるよ。子が親を殺し、親が子を殺す時代が来るんよ。食べ物が無くなり飢える日がすぐそこに来てるんだから、これから食養が大事なんよ」と話した。毎度毎度そんなことを話すもんやから、「最近の若杉さん、言うことがおかしくなってきた」と誰もが思った。まあそう思われるのも無理ないし。なんでそんなことを口走ったのか、今でも不思議。

それから一、二年もしないうちにバブル崩壊が起こった。平成五年には米不足が起きた。それでみんなが言ったんよ。「ああ、若杉さんの言うとおりの世の中になった」って。

「野草料理の仕方をしっかり身につけよう」と始めた料理教室に、名古屋大学の研究者の女の人が通ってきていた。その人は身籠《みごも》っていて、お腹の子に安全な食べ物で健康な子供を産み育てたいってことで、私の野草料理教室に来てたんやけど、その人が、私が「今に子殺し、親殺しが起こり、殺人が日常茶飯事になる。不景気になり、失業者が溢れる、日本はいまに大変なことになる」って来る人来る人に言っているものだから、それを聞いてこう言ったんよ。

「若杉さんって人は面白いことを言いますね。若杉さんは大本《おおもと》の『筆先』を読んでいるですか？」

そこでその人に「何それ？」って訊いたところ、

「若杉さんが言っていることが、明治二十五年に大本の出口なおさんが言ってた言葉と同じなんです」

そう言うもんやから、がぜん大本に興味がわいて、どうしても出口なおさんという人物に会ってみたくなった。で、その人はどこにいるのと訊くと、もう亡くなっているけど、子孫は京都の綾部にいるはずって言う。すぐ会いに行ったわけよ。

綾部に行ってみてわかったことやけど、出口なおと出口王仁三郎、その妻で二代教主の出口すみが中心の大本は、すっかり分裂して三派に分かれておった。そのうちのひとつを訪ねたら、同じ大本なのに猛烈に悪口をべらべら並べ立てた。やれやれ、教団の中も争いの真っただ中か、とあきれて静岡に帰ろうと綾部の駅まで戻ったけど、もう一派のほうに電話したら、王仁三郎・すみ夫妻のお住まいだった「山水荘」に神定のある子孫がお暮らしになっていると教えられた。その時は会えずじまいで、そのまま静岡に帰った。

大本についていろいろ調べていると、そのうちに、五代教主の出口直子さんのご主人の出口信一さん（二〇〇八年ご逝去）に出会うんですよ。彼と意気投合、大尊敬するようになった。その後は、五代教主の直子さんや娘で六代教主の春《はる》日《ひ》さん、その妹の冬日《ふゆひ》さんたちと家族ぐるみのお付き合いになるには時間がかからなかった。

直子さんが生まれたときは、まだ王仁三郎が生きていて、生まれたばかりの赤ん坊の直子さんを抱きかかえて、「この子は凄い子だ、私の大事な王女である」と言ったそうや。だから、凄い方なんですよ。私は「直子さん」とか「春日ちゃん」とか気安く呼んどるんやけど、世が世であったなら、なれなれしくなれるわけがない方たちなのです。

出口家のすばらしいご家族は、私が綾部で家をさがしていたときもわざわざ一緒に見に来てくれて、「若杉さん、この家に決めて、綾部に住んでください」っておっしゃってくださったの。家も気に入ったので、綾部に住むことにしたんよ。


御縁と言えば、岡田茂吉の世界救世教の信者さんたちが、静岡の店にたくさん買い物とか料理教室に来ていた。世界救世教は自然農でも有名な宗教団体。岡田茂吉という人はもともと大本にいて、自然農も出口王仁三郎に学んでいる。

王仁三郎は、大本から『正食と除食』という正食の本を日本で初めて出し、信者とともに「肉食をする者には仁の心は少ない。故に野菜を常食とする日本人にして初めて愛善の心がある」と説いている。

また「米は陽性のもので、これを常食すれば勇気が出る、そして陽気である。麦は陰性のものであるため、陰気になる傾向がある」とも王仁三郎は語っていて、陰陽にもちゃんと触れている。「一匹の鯛よりも一本の大根に滋養がある」とも語っていて、もともと食養的だったわけ。

そもそも大本は土着宗教。土を大切にし、土が産むもの、すなわち米、麦、小麦や塩、野菜や野草などの食べ物を宝と考える。大本はその最《さい》たるもので、それについての歌を遺している。出口なおは「灯の消ゆる世の中今なるぞ　さしぞえ致すぞ　種ぞ悲しき」、王仁三郎は「我は只万有一斉を受するほかに何もなし」、なおの娘で王仁三郎の嫁のすみは「ヒノモトの国に生まれし神の子よ　野にも山にも良き種を蒔け」「人は皆土に産まれて土に生き　土に働き土にかくるる」と詠んでいる。

土からあがったもので世の中は治まる、一斉のこの世の宝は土が産むから、土より大切なものはない――こうした考え方が、自足の精神と自主の気がまえとを育んでいくんや。桜沢先生も、大本の教えに正食という教えがあったので、王仁三郎さんのところに通われたそうなんや。ばあちゃんはそこらへんにもぐっと惹かれた。

〝自給自足〟は好きやない〝天産物自給〟がばあちゃん流

ときどき私のことを、「食べ物を自給自足してるばあちゃん」っていう人がおるんやけど、じつは私、「自給自足」って言葉きらいなんよ。

自給自足っていうと、なんだか何から何まで自分だけの力でやっている感じがするでしょう。たしかに人間が種を蒔けば野菜はできるんやけど、人間が種をつくれるわけやない。草木は人間に水一滴、肥料一振りもらわなくたって、ちゃんと自分で自然に「科学」をして土から出てきてくれる。そうやって、人間に面倒をみてもらうどころが、逆に人間を養ってくれる。この世に植物がなかったら、人間も動物たちも産まれたり生きたりすることはできない。自然の恵みのおかげで生かされていることに、みんながさっぱり気づいておらんのが情けないんよ。人は五体を使わせてもらって、天地のはたらきのお手伝いをさせてもらっているだけのこと。

それをやね、さも人間が自分の力で、みたいにいう自給自足って言葉は、やっぱり正しくない。たしかにわたしは食べる物を自分でつくってはいるけど、それは元々は天地が産み出したもの。それをそのままいただいているだけ。

だから、私がやってるのは自給自足じゃなくて、――大本の出口王仁三郎が言った――「天産物自給」なんよ。

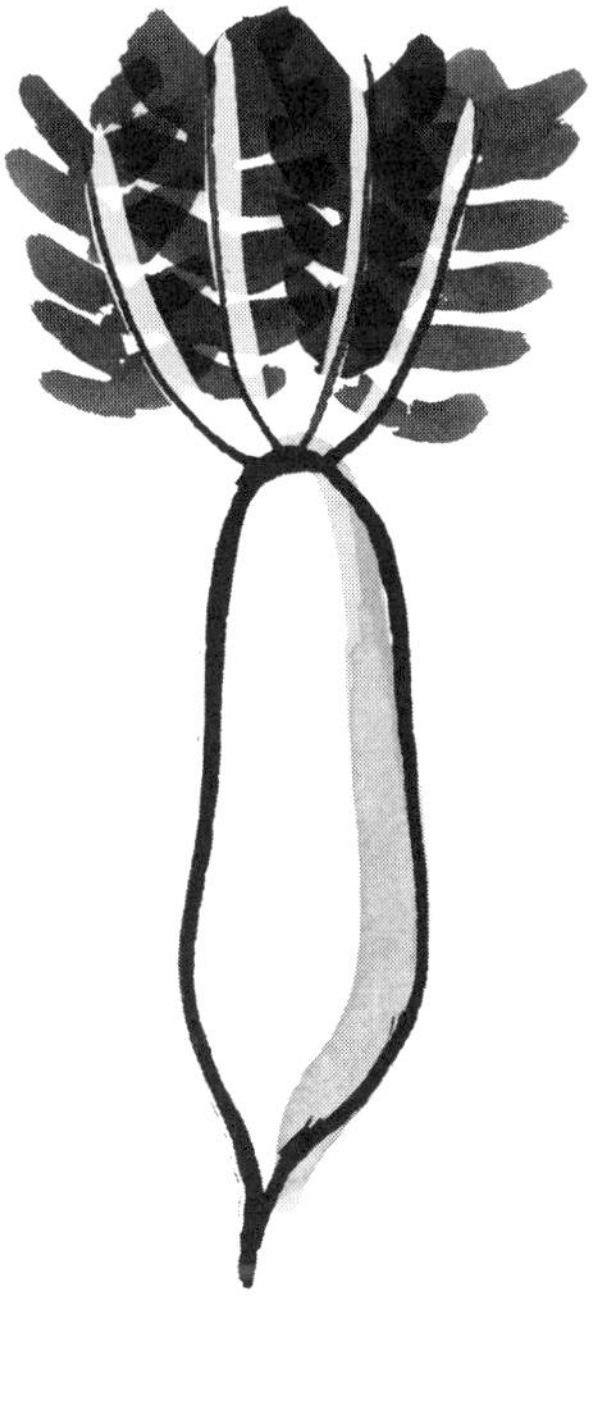

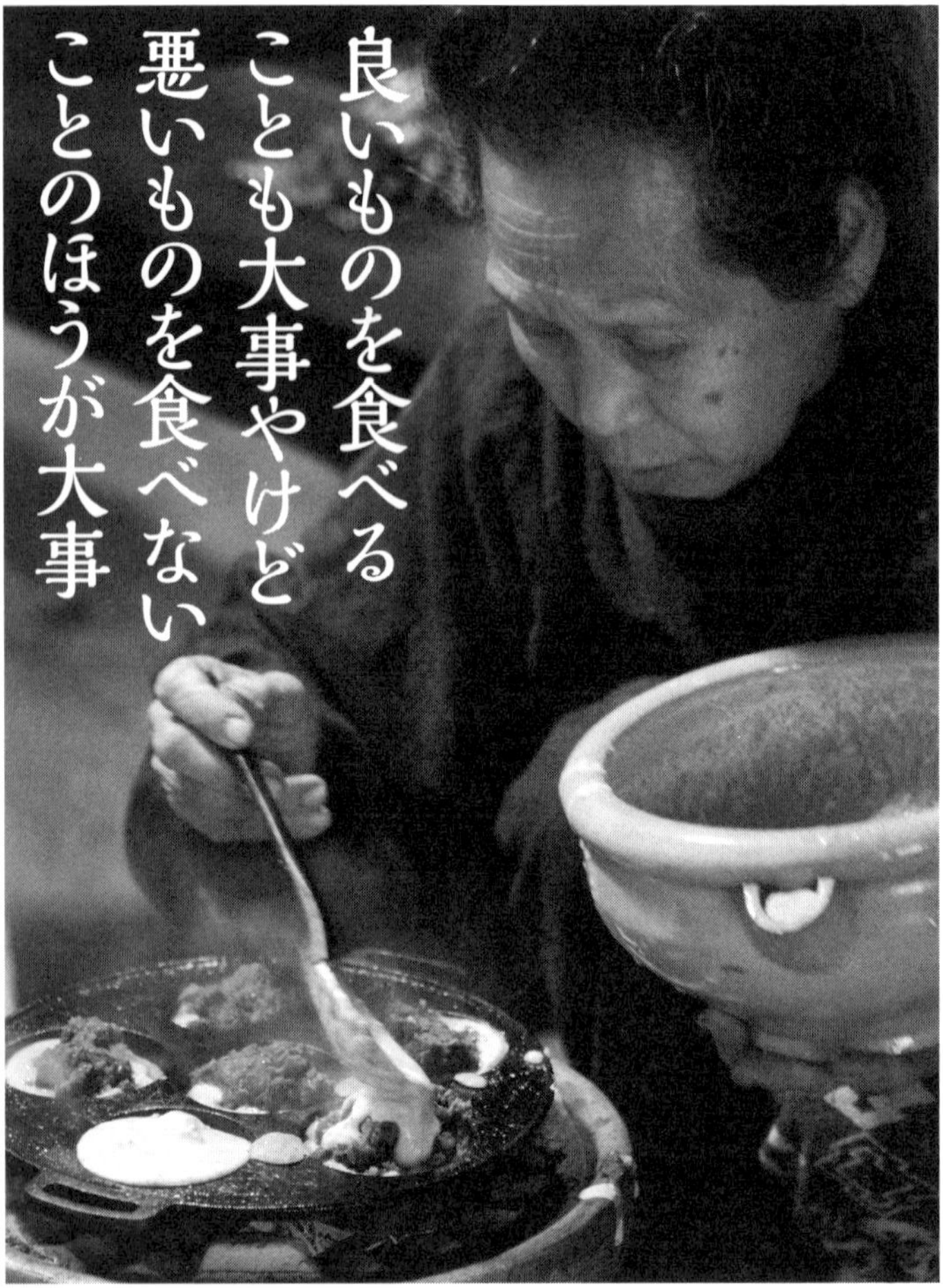
良いものを食べる
ことも大事やけど
悪いものを食べない
ことのほうが大事

最近「食欲」やのうて「食抑」という言葉があるそうやね。「食べ過ぎを抑える」という意味の「食抑」。いい言葉やないの。

そもそも現代人は食べ過ぎなんや。食べる量もそうやし、食材の種類の多さもそう。日本全国から、いや世界中からいろんなものを「お取り寄せ」して、バクバク食べる。

食欲は人間の本能やけど、今の日本人の「食いっぷり」を見ていると、もはや本能が壊れて、食欲が独り歩きして暴走しているようにしか見えん。人間に本来そなわっている自然な本能を取り戻す運動の一環として〝半断食〟が各地で行なわれているけど、これは一般の人たちにはいい運動なんやと思う。なかには半断食で人生が大きく変わり人生の方向転換をした人もいっぱいいる。

五感――味覚、嗅覚、聴覚、視覚、触覚――や直感や判断力がはたらかないと、体や心の立て直しが時間がかかってなかなか難しいから、良いものを食べることも大事やけど、悪いものを食べないことのほうが大事なんよ。

土に心で志
志をもった生産者を
応援せんと

いまは右を向いても左を見てもニセモノ、マガイモノで溢れている。産地偽装に成分偽装、賞味・消費期限の付け替えなんて、もはや珍しくもなんともない。偽装されていない食品をさがすのは、砂の中で砂金をさがすようなもので、実に大変なご時勢になったもんだ。

なぜそういう食べ物の詐欺瞞着が繰り返されるのか――。

答えは簡単。自分や自分の愛する家族が食べる物をつくらなくなって、企業の製造したものを買う生活をしているからで、昔はつくる暮らしだったのが、今は買う暮らしをさせられるようになったから。いま大量生産の味噌、醤油が百円かそこらで売っとるでしょう。ちゃんとした味噌、醤油がそんな値段でつくれるはずがないよ。あげくの果てにそれで病気になっとる。悪と毒にお金を使っては、天国をつくるはずが地獄をつくってる。

でも、良いものをつくってる生産者だって、本気で探せばいっぱいおる。ばあちゃんの時代は自分でつくるほかなかったけど、いまネットで国産の無農薬の良いものが探せるんでしょ。私のところにも「若杉さん、こういうところにこういうのをつくってる人がおるんよ」ゆうて、醤油やらなんやら送ってくれる。食べてみると、やっぱり本物は美味しいのなんの、これぞ体の薬と喜んでいただいておるんよ。

先人が教えてくれた良いものをつくってる人たちは、魂が美しいです。儲けるためじゃなくて、良いものをつくりたい、ホンモノを届けたいっていう「志」をもってやってるんで、応援しなきゃいかんのよ。

「志」っていう漢字は武士の「士《し》」に「心」って書くんやけど、ばあちゃんなら「土《つち》」に「心」で「志」と読みたいね。土の心＝志をもってがんばる生産者たちに会うと、ばあちゃんは深く頭が下がります。

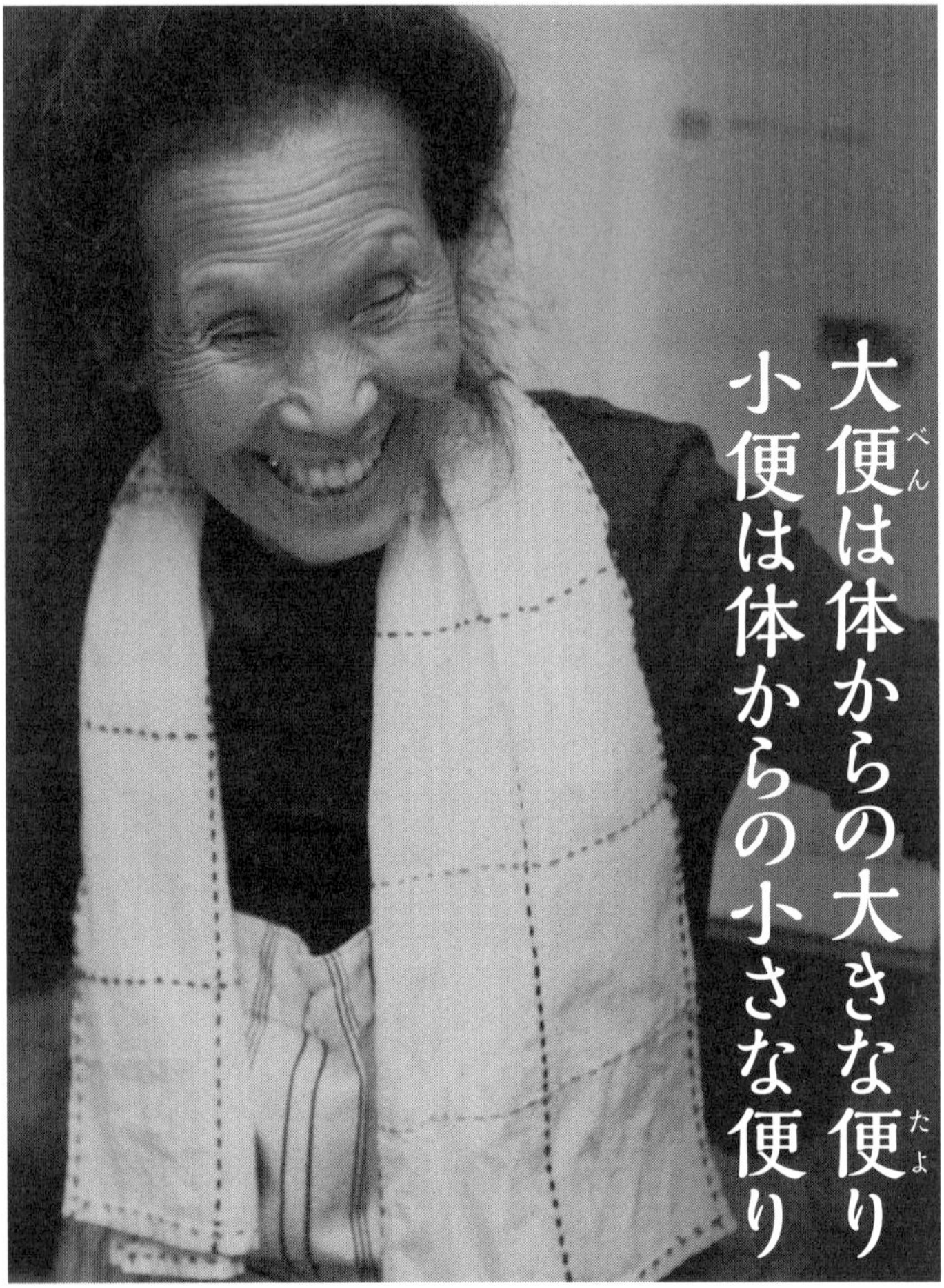
大便《べん》は体からの大きな便《たよ》り
小便は体からの小さな便り

最近あちこちの大きなお寺さんから、食養の話をしてほしいって頼まれることがある。私なんかが、修行をした立派なお坊さんたちを前にして、しかも仏さまにお尻をむけて話をするなんておこがましいって言ったんやけど、ぜひ食養の話を聞かせてほしいっていうんでね。

仏教はもともと不殺生《ふせっしょう》を説く教えやったから、昔からお坊さんたちは何を食べるべきか、何を食べないべきかということぐらいは大方知っていた。それだけじゃなくて、どうやって食べるかということにも熱心だった。禅は、食べることも修行のたいせつな一環であると教え、厳しい作法、儀式が連綿と続いている……のかと思ったが、お坊さんの食生活も変わってしまっているらしい。ああ仏教の世界でも癌や心臓病、糖尿病かと思わざるを得なかった。

実際、糖尿や肥満になったりガンで亡くなったりするお坊さんたちが少なくないと聞いている。そりゃあ、法事に出かけていった先で自分のためにわざわざ用意してくれたおもてなしのご馳走を断るなんて、なかなかできないもの。肉でもなんでもありがたくいただくんだろう。

そこで、「いただきます」の話と「便」の話。

日本では食事の始めるとき、手を合わせて「いただきます」って言うじゃない。世界でも珍しいらしいね、この作法。この「いただきます」っていうのは、太陽や空気や土や水から「あらゆる命を私のからだにいただきます」っていう祈りの儀式なんよ。

そうやって手を胸の前で合わせると、体が感応して、大量の唾液・消化液が体の中から湧いて出る。その量は一説ではおよそ二リットルほどにもなる。そこに味噌汁と梅干しが加わると、一リットル増えて三リットルの唾液・消化液が体の中ではたらいて〝消化の旅〟をする。

穀物をよく噛むと、口が動き、歯が動き、舌が動き、のどが渇き、胃が動き、内臓が動き、肛門が動き、体全体に振動と波動が起こると、固からず柔らかからず、スルスルスットンとみごとな大便が落ちてくれる。ところが肉・卵・魚のタンパク質の摂り過ぎ、甘いものや果物の摂り過ぎをすると、〝大きな便り〟は便秘、〝小さな便り〟は頻尿、尿漏れ、失禁で、尿のトラブルだって起きるんよ。

人間の歯の臼歯が米を噛めと教えている。弓馬術礼法の小笠原流では、人間の食べ物はご飯三口にお菜が一箸、一汁一菜、少食を教えている。食養と精進料理は日本の先人が遺した食べ方の教えであるんよ。

そんな話をお坊さんたちの前でさせていただいたら、「言われてみると納得できました」と言ってくださった。

便は「糞」とも書く。「米」が「異」なると書いて「糞」。「米」であって「肉」じゃない。穀物をしっかり食べてたら、良い便が出る。肉ばっかり食べていたら、良い便が出ない。つまり便は〝体の便《たよ》り〟なんよ。大便は体から届く〝大きな便り〟で、小便は体からの〝小さな便り〟。

今は介護時代で、糞便垂れ流しの時代。臭いモノにフタをしようではなく、臭いモノは元から断たないとダメなんです。

食養は、一日早いと得をする、一日遅いと損をする。食養で体が変わる、心が変わる、生活が変わる、運命が変わる、世界が変わる。合掌。

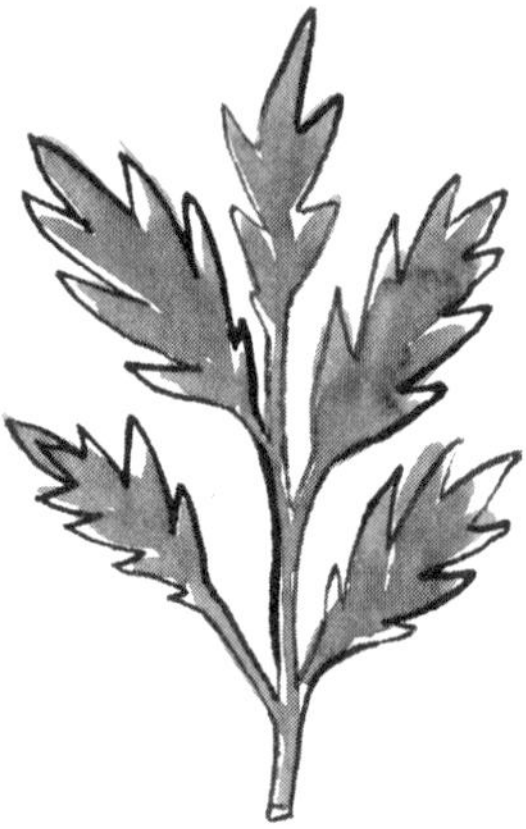

あとがき

〝口〟は災いの元

私たち人間は、赤い血液と体温をもっており、そこへ塩気をもつ、陽性な哺乳動物です。

ウシやウマ、ブタのような四足動物も赤い血液をもち、人間より高い体温をもって動きますが、動物の成長は人間よりはるかに早く、産まれたらすぐに立ち上がったり歩いたり走ったりします。

その肉や乳を人間が飲み食いすると、動物なみに成長が早くなり、早熟・早病・早老・早死のパターンとなります。人間も動物も哺乳類なので、これは〝共喰い〟に他ならず、宇宙の摂理に対する反則違反です。その反動から炎症性の病気を起こし、さらに悪くなると災いとなり、またさらに悪くなると災難がふりかかります。その意味で「〝口〟は災いの元」なんです。

食養は、最も古く最も実用的でやさしい東洋の学問エッセンスです。ばあちゃんは、桜沢如一が遺した食養を一人でも多くの方々にお伝えしたいと考え、今も元気に全国を巡っている真っ只中です。

食養は病人食ではないので、いつまでやればお終いという期限はありません。いわば昔の日本人の日常食なのですから、一生やるとよいでしょう。

一日遅いと損をし、一日早いと得をすると言います。さあ、和食が無形文化財になったのだから、先人が遺した昔の食養生活を始めてみませんか。

合　掌

若杉ばあちゃんの講演会情報

若杉友子 公式ホームページ
http://wakasugiba-chan.com/

若杉友子（わかすぎ・ともこ）
1937年大分県生まれ。結婚後、静岡市で暮らしていたときに、川の水の汚れを減らす石けん運動などのさまざまなボランティア活動を行なう。そのなかで、自然の野草のチカラに着目。食養を世に広めた桜沢如一の教えを学び、1989年、静岡市内に「命と暮らしを考える店・若杉」をオープン。そこで開いた料理教室は、またたく間に大人気となった。1995年、天産自給の生活を実践すべく、京都府綾部市の上林地区に移住。以後、全国を駆けめぐり、陰陽の考え方にもとづいた野草料理と、日本の気候風土に根ざした知恵を伝え続けている。
著書に『体温を上げる料理教室』（致知出版社）、『これを食べれば医者はいらない』（祥伝社）、『子宮を温める健康法』（WAVE出版）、『長生きしたけりゃ肉は食べるな』（幻冬舎）、『若杉友子の「一汁一菜」医者いらずの食養生活』（主婦と生活社）などがある。

食《た》べ物《もの》がからだを変《か》える！ 人生《じんせい》を変《か》える!!
食養語録《しょくようごろく》 改訂版《かいていばん》

本体価格………１３００円
発行日…………２０１８年１月２８日　第１刷発行

著者……………若杉友子《わかすぎともこ》
発行者…………柴田理加子
発行所…………株式会社 五月《ごがつ》書房新社
東京都港区西新橋２－８－１７
郵便番号　１０５－０００３
電　話　０３（６２６８）８１６１
ＦＡＸ　０３（６２０５）４１０７
URL　www.gssinc.jp
装幀……………山田英春
印刷／製本……株式会社 シナノパブリッシングプレス

ISBN978-4-909542-00-7 C0077